JN079427

~ワンランク"上"の薬剤師を目指して~

超簡単!!
ポートフォリオ
作成 ガイド

――― 監 修 ―――

坂口 眞弓　押切 康子　小見川 香代子

薬事日報社

目 次

薬剤師業務に活かせるポートフォリオとは

坂口 眞弓

ポートフォリオとは

「ポートフォリオ」という言葉を聞いたことがあるだろうか？ ポートフォリオというと、多くの方は、日本薬剤師会が進めている生涯学習支援システムJPALS（ジェイパルス）[1]において、学習の定着を図るために導入されている学習実践記録（ポートフォリオ）のことを思い浮かべるのではないだろうか。しかし、本来のポートフォリオとは、日常的に自分自身が関わった事例を記録・蓄積した記録集のことである。自らの記録を振り返り自己評価を行い、自ら学習できるという有用な学習ツールである。

プライマリ・ケア認定薬剤師制度

日本プライマリ・ケア連合学会の「プライマリ・ケア認定薬剤師制度」は、2011年2月21日、医療系の学会が実施する薬剤師認定制度としては初めて、第三者評価機関である公益社団法人薬剤師認定制度認証機構から「特定領域認定制度（P）」の認証を受けた。これは一般的な「薬剤師研修認定制度（G）」に比べ、より領域性・専門性が高い薬剤師の認定制度に位置付けられるものである。

そもそもプライマリ・ケアとは、幅広く地域住民の健康福祉に関わるあらゆる問題を、総合的に解決していこうとする地域での実践活動である。そのため、プライマリ・ケア認定薬剤師には、地域を基盤として継続的に展開される包括的、全人的なプライマリ・ケアの発展に寄与することが求められている。したがって、認定に当たっては、プライマリ・ケアに関する知識、技能および態度を修得し、患者を総合的に見て必要な対策が取れる能力、そして地域の医師や看護師、介護職など多職種と連携する能力を有することが求められる。

ポートフォリオ事例報告書

プライマリ・ケア認定薬剤師として新規認定されるためには、プライマリ・ケア領域の研修の受講のほか、プライマリ・ケア指導医または認定医のもとでの見学実習、さらに認定試験合格が必要となる。また、認定は3年ごとの更新が必要であり、更新時には、指定の研修会・講座に出席して必要単位を取得する必要があるほか、下記のような多岐にわたる必須10領域（A〜J）から5事例の「ポートフォリオ事例報告書」（以下「ポートフォリオ」）を作成し、学会に提出することが義務づけられている。学会では提出されたポートフォリオを「評価者」が審査し、必要に応じてポートフォリオ提出者（以下「報告者」）に追加・修正等を求める。報告者は、その指摘事項を踏まえ、修正したポートフォリオを再提出するという流れになっている。[2]

A プライマリ・ケアに関する知識とプライマリ・ケア認定薬剤師の役割

B コミュニケーションスキル

C 服薬指導・支援

D プライマリ・ケアにおける薬物治療（EBM、ガイドライン、緩和ケアなどを含む）

E 生活習慣指導

F メンタルケア（自殺予防も含む）

G 在宅ケア

H セルフメディケーションに必要なOTC・健康食品・漢方薬などの知識と活用

I 地域活動（薬物乱用防止、学校薬剤師、健康教育などを含む）

J 地域連携・チーム医療

▎ポートフォリオの内容と意義

　実際に提出するポートフォリオは、日々の業務で気になった事例、起きた事例について、①その事例を選んだ理由、②実践した具体的内容、③プライマリ・ケアに関する考察——の項立てに従って記載する。しかし、「単なる記録」で終わってはならない。ポートフォリオを作成する上で一番重要なのは、③プライマリ・ケアに関する考察の内容であり、ここで薬剤師（報告者）が関わったことによる患者の変化を客観的に記述し、こうしたらさらに良かったのではないかといった今後に向けた反省点や課題を探るのである。ポートフォリオを意識して、日常的に目の前の患者の課題等に対応するため、文献や先行研究などの資料を読みこむことも薬剤師としての成長につながる。また、一つひとつの日常業務にも、ポートフォリオを作成するときの考え方を取り入れて業務を見直すことは大きな学びとなり、薬剤師の成長に結びつく。

　自分自身が関わった事例を書き出すことで、自分を振り返る（自己省察）ことができるという点が重要であり、自分自身に対する気づきを得ることがポートフォリオの最大の価値といえる。客観的に自己評価をすることで、高い成長を目指す前向きな気持ちが沸き、自分の個性や能力を発揮する方向性を見いだせるし、既成のモノサシではかれない能力や感性も見いだせるだろう。そして、自己研鑽計画やキャリアアップにつながることも期待される。

▎本書の内容と薬剤師用ポートフォリオ評価表の作成

　しかし、ポートフォリオとはどういうものなのか、実際にどう作成したらいいのかわからないという薬剤師の方がまだ多いのではないだろうか。医師のポートフォリオ作成・評価に際しては、日本プライマリ・ケア連合学会によるルーブリックの評価基準（表）が用いられているが、薬剤師のポートフォリオ作成・評価には、このような評価表がなかったことも原因かも知れない。そこで、今回、薬剤師向けのポートフォリオ作成のた

めの解説書である本書をまとめるにあたり、初めて薬剤師向けのポートフォリオの評価表を作成した。

　本書は、はじめに、第1章～第5章、むすびの7つのパートから成る。第3章では、前述のA～Jの10領域それぞれのポートフォリオの実例を挙げ、評価者が「評価表」に基づきそのポートフォリオをどう評価し、どのような改善・修正点を指摘するのかを示した。さらに、その指摘等を踏まえ、報告者がどのように修正・改善したら良いかの修正例も示し、そうした一連の流れから、実際的なポートフォリオ作成のコツがつかめるようにしている。

▌薬剤師業務に活かせるポートフォリオ

　薬剤師業務は、薬剤師による情報提供、薬学的知見に基づく指導が義務付けられ、「対物業務から対人業務へのシフト」が求められている。2018年度の調剤報酬改定を機に、薬剤師によるプレアボイド、地域包括ケアシステムの一端を担う上での服薬情報提供書作成等、さらには薬学的管理に基づく患者の状況に応じた処方提案など、地域の薬局・薬剤師が大変重要な役割を果たす時代になりつつある。今後は、薬剤交付時のみならず、薬剤交付後の患者フォローも欠かすことができない業務になろうとしている。

　地域で保健・医療等への貢献を目指す薬剤師には、患者を巡り多様な医療・介護職との複雑な連携関係のなかでの問題解決能力が求められている。そのような観点からも、自己省察し、気づきを得ることができるポートフォリオを作成することは、医療の質を高める大変重要なツールになると考える。

　業務内容を一定のフォーマットに従って記録するポートフォリオ作成の手法を習得することは、複雑多岐にわたる薬剤師業務を自ら客観的に評価し、その成果や課題に気づき、さらなる職能の発展・向上へのきっかけになるものと確信している。プライマリ・ケア認定薬剤師の認定・更新を目指す方だけではなく、地域で保健・医療等への貢献を目指す全ての薬剤師の方にも、是非、本書を参考にポートフォリオに取り組んでいただきたい。

参考文献
1）　日本薬剤師会JPALS：https://www.nichiyaku.or.jp/assets/uploads/activities/jpals_pamph.pdf, 2019.4.30アクセス
2）　日本プライマリ・ケア連合学会：http://www.primary-care.or.jp/nintei_ph/index.html, 2019.4.30アクセス

第1章

ポートフォリオの意義

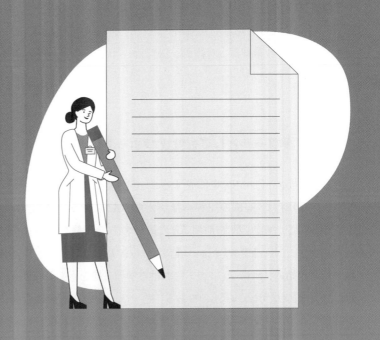

ポートフォリオの意義

孫 大輔

分野で異なるポートフォリオの定義

　ポートフォリオ（portfolio）とは本来、「紙ばさみ」あるいは「書類入れ」を意味する英語からきている。それが分野によってさまざまな用いられ方をするようになった。例えば、建築家やジャーナリストの分野では、自分の代表的な作品を紹介し、自分のコンセプトの全体像が分かるようにファイリングされた作品集（実績集）を指す。

　教育・研究の分野においては、学習者が生涯学び続ける学習スキルの一つとして「学習者が自発的に学びの伸びや変容を多面的多角的に、かつ長期に評価し、新たな学びに生かすために、振り返りを通して獲得した学習成果をみることができる記録集」の意味で用いられる。つまり、ポートフォリオとは、さまざまな学習の成果物であるノート、プリント、メモ、ワークシート、発表資料、レポートなどを収めたものである。それらは、学習の成果物であると同時に、学習のプロセスを示すものともなる。

　医療者教育の領域においてポートフォリオとは、学習者が日常的に学んだ事例に関して記録・保管するものをいう。例えば、診療録のサマリー、経験した内容の各種記録（ログブック）、読んだ論文や調べた資料、プレゼンテーション資料、振り返りの記録、履歴書や推薦状などである。これらは「元ポートフォリオ」と呼ばれる。数年分の記録ともなれば膨大な情報量となる。

　このような元ポートフォリオを教育・研修の成果を示すものとして提出用に要約・まとめたものが、いわゆる「ポートフォリオ」である（「凝縮ポートフォリオ」と呼ぶこともある）。日本では、医師、歯科医師の教育・研修のみならず、薬剤師、看護師、保健師、理学療法士、視能訓練士などの教育・研修にも導入されてきている。

学習支援ツールとしても役立つポートフォリオ

　では、なぜポートフォリオを作成することが必要なのであろうか？

　ポートフォリオは、症例の記録や症例から学んだことを単にまとめたレポートとは異なる。レポートを作成するのであれば、例えば研修期間ごとに最後の方で研修内容を振り返り、必要な情報を集め、記述すれば済む。しかし、ポートフォリオは、「元ポートフォリオ」が存在することからわかるように、研修の最初から記録・管理を始め、研修プログラムにおける学習目標を意識しながら、それに沿った形で学習プロセスを記録したり、まとめたりしていくものである。従って、ポートフォリオは研修内容をどれくらい理解しているかといった評価に役立つだけでなく、研修受講者に学習目標を意識させ、その目標に向かって進めるように学習自

体を支援・促進することにも役立つものである。また、ポートフォリオは、自分一人で作成するのではなく、指導者や同僚とディスカッションしながら作成できる（学べる）学習ツールでもある。

ポートフォリオの3つの機能

マーストリヒト大学のドリーセン（EW. Driessen）らは、ポートフォリオの3つの機能として、①学習の構造化、②コーチング／メンタリング、③学習の評価を挙げている（**図1**）[1)2)]。

①学習の構造化とは、ポートフォリオによって学習者が自らの活動によって何を学んだのかを整理して振り返ることを促進する。ポートフォリオによる学習の構造化は、学習者が何を目指して学べば良いのかという学習目標を意識させ、どういったコンピテンシーを身につけたのかを認識させるのに役立つ。

②コーチング／メンタリングとは、ポートフォリオを他者と共有することで、コーチングやメンタリングの道具として役立たせることを指している。指導者と1対1の教育の場で活用したり、同僚数人と互いに共有することでお互いにフィードバックを受けることもできる。特にメンタリングにおけるポートフォリオの活用においては、学習ニーズを明らかにし、学習スケジュールを作るのに役立つだけでなく、学習者が現場で感じた感情面についても話し合い、その意義を振り返ることに役に立つとされている。患者診療における感情的側面の振り返りは教育においてあまり扱われない傾向があり、ポートフォリオによってそれが可能となることは重要である。

③学習の評価は、ポートフォリオによって学んだことの評価が可能になることを意味している。ポートフォリオには学習の成果物だけでなく、そのプロセスで作成・収集したものも含まれる。単に試験で総括的評価を行うのに比べ、学習のプロセスも含めて総合的に評価できるのがポートフォリオの強みである。また学習途上でポートフォリオを使って、指導者がメンタリングを行うことで形成的評価を行うこともできる。

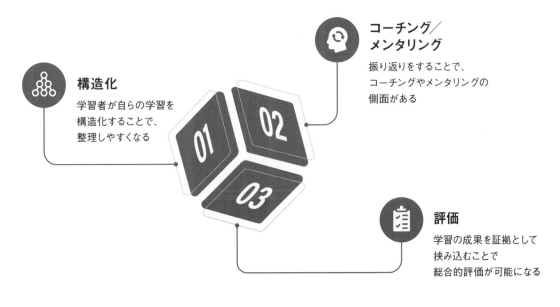

構造化
学習者が自らの学習を
構造化することで、
整理しやすくなる

**コーチング／
メンタリング**
振り返りをすることで、
コーチングやメンタリングの
側面がある

評価
学習の成果を証拠として
挟み込むことで
総合的評価が可能になる

図1　ポートフォリオの3つの機能

プロとしての自己学習にも活用できるツール

　また、ポートフォリオは成人学習を促進するツールとも言える。成人学習理論では、身近な問題や事象に興味をもつとその問題を解決したり、事象を理解したりするために自己決定的に学習するのが大人であるといわれている（図2）[3]。学習者は問題の所在がどこにあるのか、その問題を解決するために何を学習すべきか（自己決定学習）、自己学習の結果まだ何が不足しているのかを振り返り（リフレクション）ながら、問題解決へと学習を進めることができる。ポートフォリオはこれらを実践するための学習ツールとしても活用できる。

　ポートフォリオは自己省察し、自己研鑽し続けるプロフェッショナルを養成する教育の手法、すなわち、プロフェッショナリズムを養うツールになり得る。

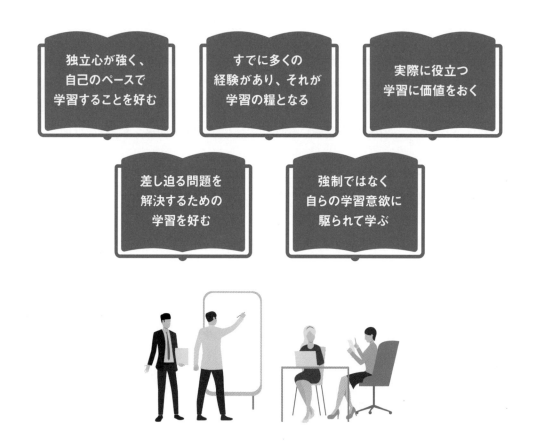

図2　成人学習理論の特徴（Knowlesによる）[3]

参考文献
1）Driessen, E.W., Van Tartwijk, J., Vermunt, J.D., Van der Vleuten, C.P.M. Use of portfolios in early undergraduate medical training. Medical Teacher, 2003; 25(1), 18-23.
2）岡田満. 医学教育におけるポートフォリオ. 近畿大学医学雑誌, 2010; 35(2), 77-82.
3）渡邊洋子. 生涯学習時代の成人教育学：学習者支援のアドヴォカシー. 初版, 明石書院, 東京, 2002, 150-159.

第2章

ポートフォリオ作成の
手順とポイント

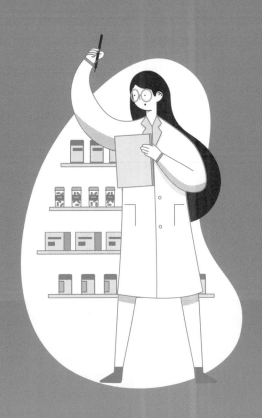

ポートフォリオ作成の手順とポイント

飯岡 緒美

1．ポートフォリオを作るために

　いざポートフォリオを作成しよう！と思っても、どんなテーマで、何を書くのか悩むのではないだろうか。この章では、ポートフォリオを作成していくための手順を考える。

　日々の仕事を通して、仕事のやり方、疾患のこと、薬の使い方、患者や他職種との関わり・コミュニケーションなどに興味を持ったり、色々と考え悩んだりすることがあると思う。始めから、提出・発表するためのポートフォリオ作成を目的にしても良いが、こういった日常の中で出てくる興味、考え、悩みなどに関するメモ、振り返り、資料、薬歴などを、まずはA4のファイルに挟むことから始めてみてはどうか。日々の仕事の中で実際に感じたことや悩んだこと、実践したことのメモ、あるいは調べた資料などをファイルに挟み込んでいくのである。挟み込んでいく時には、ルールが大切になる（図1）。

ファイルの種類	A4サイズのクリアファイル
入れる物	自分が手に入れた情報、自分が生み出した考え、気づきメモなど ● プリント ● 自己評価/他者評価 ● 各種データ ● 関連する資料（新聞、ネット） ● 日々の振り返りの記録（ログ） ● 薬歴 ● 参考書・文献など ● 勉強会の資料・参加記録 ● 写真・音声・画像データ ● 患者からの手紙 ● 履歴書 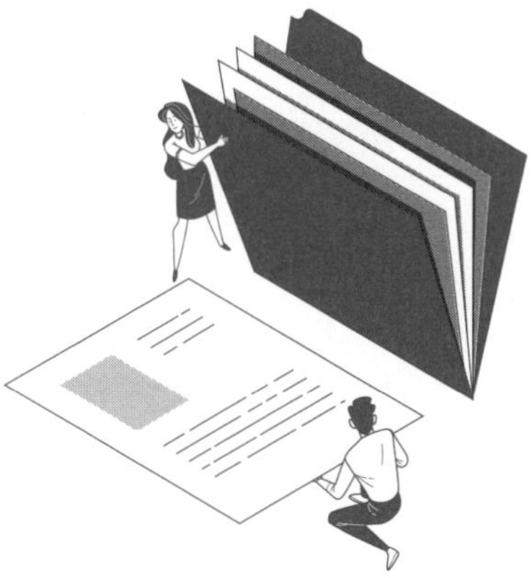
ルール	● 元ポートフォリオへ入れるものは必ず日付を添える。 ● 手に入れた情報や資料には出典（URLなど）を添えておく。 ● 入れる順番は時系列に。 ● 下書きや途中メモも入れる。

図1　ポートフォリオに入れるもの

こうしてファイルに挟んだものが「元ポートフォリオ」である。元ポートフォリオは、記録などをファイルしておしまいというものではない。そこに挟まれた情報や成果を評価し、自己の成長を確かめることができるものである。そのように自己を振り返ることで更なる成長が期待できる（図2）。

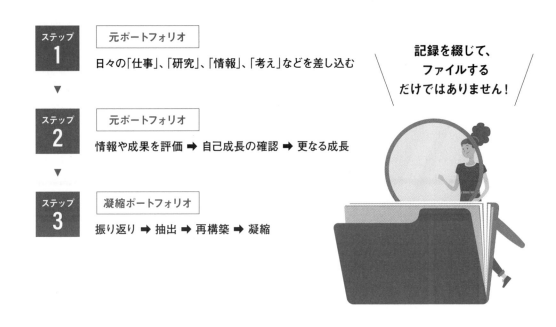

ステップ**1**　元ポートフォリオ
日々の「仕事」、「研究」、「情報」、「考え」などを差し込む

▼

ステップ**2**　元ポートフォリオ
情報や成果を評価 ➡ 自己成長の確認 ➡ 更なる成長

▼

ステップ**3**　凝縮ポートフォリオ
振り返り ➡ 抽出 ➡ 再構築 ➡ 凝縮

記録を綴じて、
ファイルする
だけではありません！

図2　ポートフォリオとは？

　元ポートフォリオの内容を振り返って必要な情報を抽出し、再構築してA4用紙2枚に表現したものが「凝縮ポートフォリオ」である。一般的に、提出したり発表したりする際に使われるのは、凝縮ポートフォリオである。

　凝縮ポートフォリオを作成する際に行う「再構築」はとても重要な作業である。再構築には、全体を見わたす「俯瞰する力」、必要な情報とそうでない情報を「見極める力」、考えを論理的に「まとめる力」、わかりやすくビジュアルに「表現する力」が必要となるが、再構築を行うことでそうした力が身についていく。

　私たちは、日々の仕事などを通じて多くの学びや経験をしている。しかし、改めて機会を設けないと、なかなかそれらの学びや経験を自分の中に落とし込む作業をすることができない。ポートフォリオを作成する際には、日々の学びや経験を繰り返し振り返ることとなり、自然とそれが身につき、自己の成長につながっていく。

　凝縮ポートフォリオは、提出、発表するために作られるもので、他者の目に触れる機会が多いが、元ポートフォリオにも大きな価値がある。元ポートフォリオは、自分が日々どのような過程で考え、情報を収集したか、どのようなプロセスで凝縮ポートフォリオを作成するに至ったかがわかる。そして、その人自身の関心が詰まっているものでもある。現在の評価システムにおいては、なかなか元ポートフォリオを他者が目にする機会は少ないが、元ポートフォリオは、自分の振り返りにおいて有意義なものである。また、身近な同僚や先輩などと共有していくことで、より深い学びや気づきの機会が得られるであろう。

2. ポートフォリオの評価

2.1 評価の方法

「評価」と聞くと何をイメージするだろうか？ まずは、成績や順位といった言葉が頭に浮かぶ人も多いのではないだろうか。そのため評価とは、値踏みされるといったマイナスイメージで捉えられることも少なくない。

マイケル・スクリヴン（Michael Scriven）によると、評価には総括的評価と形成的評価がある。総括的評価は、一通りの流れが終わった後に、全体のどこが良かったか、悪かったかを見るもので、学期末テストや講義の最終レポートなどが該当する。形成的評価は、作り上げ、進めていく"過程"を見るもので、毎回の授業や振り返りなどが該当する。そして、ポートフォリオの評価とは、形成的評価であり、作り上げていく"過程"を評価するものである。

形成的評価は、学習者（＝ポートフォリオ作成者）の理解状況を見ながらフィードバックなどを行うことが可能であり、学習の手助けができる評価方法でもある。つまり、結果からマイナス面を見る総括的評価とは異なり、プロセスからプラス面や補う点を見つけることができる評価方法である。

総括的評価が行われる講義レポートや実習試験、国家試験などを経てきた薬剤師にとって、評価を受けるということに良いイメージを抱きにくいかもしれない。しかし、ポートフォリオ評価は、「過程」を対象とした形成的評価である。これは自分の学びのプロセスを評価してもらえる方法であり、フィードバックなどを得ることで、さらに自分を高めることが可能となるので、積極的にポートフォリオに取り組んでもらいたい。

ポートフォリオ評価は、実際に行っていること、その人の行動、実績、振る舞いなどを評価する手法として、教育や医療の分野で使われている新しい評価方法でもある。数値化できないコンピテンシー（行動、表現、説明できる力）を評価するためにも有効であるといわれており、現場での実践力を評価する有用な方法の一つとしても把握しておくと良いだろう（図3）。

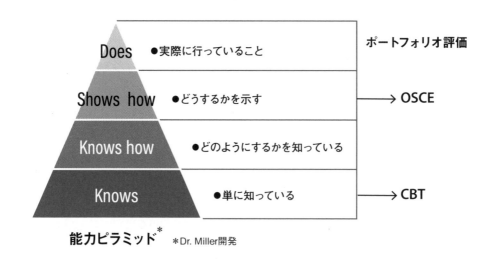

図3 ポートフォリオ評価は数値化できない評価ができる！

2.2　評価のポイント

　ここからは、実際にどんな点を見て評価をしているかを述べる。この評価ポイントは、プライマリ・ケア認定薬剤師のポートフォリオ評価時に参考としている内容であるが、ポートフォリオを書く際のポイントでもあるので、ポートフォリオを作成していく時にも参考にしてもらいたい。

　具体的な評価ポイントは以下のとおりである。

書き方	① 記述量	プライマリ・ケア認定薬剤師のポートフォリオはA4用紙で2枚までとなっている。目安としては2,200〜2,300文字程度が適当。 ● 記述量が少なすぎないか（半分以下）。 ● 記述量が多すぎないか（行間を狭めたり、フォントを小さくしたりして）。
	② 文体	● 誤字や脱字がないか。 ● 適切に句読点が使われているか。 ● 文末を「〜だ」または「〜です」「〜ます」で統一しているか。
	③ 引用	● 文献や資料を十分に調査・収集しているか。 ● 引用した文献や資料を表記しているか。
	④ カバーレター（領域と表題）	● 領域 　プライマリ・ケア認定薬剤師要網細則第1条に揚げられた10の必須領域A〜Jから、事例に最も適した領域を選択する。同じ事例でも、何をテーマにするかによって領域が違ってくる場合があるので、自身が書くテーマに則した領域を選択する。 ● 表題と内容の一致 　表題（事例を一文で表現したもの）と、実践した具体的内容や考察が一致しているか。
	⑤ 論理的整合性	● 全体の論旨が通っているか （テーマに沿って始めから最後まで、一貫性をもって論理的に文章が書かれているか）。 ① 伝えたいことは明確か。 ② 論旨がぶれずに展開されているか。 ③ 図やグラフを使うなど見やすさの工夫はあるか。 ④ わかりやすい表現か、簡潔な文章か。
内容	⑥ 事例の内容の妥当性	● 総合的に妥当な内容か、理論や考えなどのフレームワークの援用が妥当であるか （他の理論や考えなどを参考にする際、自分の書いている内容と合致しているか）。 ① 事例について現状から必要な情報が得られているか。 ② 自分が行った判断や評価のエビデンスはあるか。 ③ 原因の妥当性はあるか。 ④ 原因を取り除く現実的な解決策であるか。
	⑦ 事例の多面的な記述	● 独断や知識不足による飛躍や見落としはないか。 ① 様々な視点を織り込んだ記述がなされているか。 ② 自分だけが理解できる内容となっていないか。
	⑧ 振り返り	● 多角的な視点で事例や自己の分析ができているか。 ● 今後の課題が具体的に提示されているか。

3. 実際の作成ポイント

　ここまで、ポートフォリオの作成の方法、評価を踏まえたポートフォリオ作成のポイントを述べてきた。これらを踏まえ、実際にポートフォリオを書く上で、どこに注意するかを整理していきたい。なお、この項も、プライマリ・ケア認定薬剤師のポートフォリオの項目を参考にしている（図4、5）。

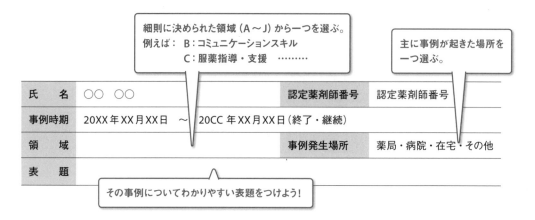

図4　詳細事例報告書（認定薬剤師・更新用）

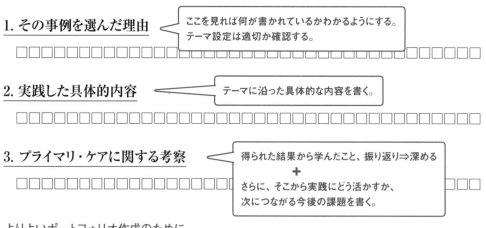

よりよいポートフォリオ作成のために

● そのポートフォリオを読むのが始めての人にもわかるように

● 文章は簡潔に読みやすく、論理的か、他の人が読んですぐわかるか

● 客観的に書く

● 表現は適切か

● 図や絵などを用いて視覚的にわかりやすく

● 時間をおいてから内容を読み直す（読みづらさ、誤字脱字の発見、見直し）

図5　書き方ポイント

書いた内容は、必ず日を置いて読み直してみることをおすすめする。この作業を行うことで、文章の読みづらさや誤字・脱字を見直すことができるだけでなく、論旨が適切であるか、読み手に伝わるかなどもチェックすることができる。さらに、この作業は自己の振り返りにも重要であり、ポートフォリオを書き終わったから、「直ぐに提出しよう！」ではなく、一旦時間をおいて、是非読み直しをしてもらいたい。

領　　域	プライマリ・ケア認定薬剤師の細則に載っている必須10領域（A〜J）から事例に最も適した領域を一つ選択する。
事例発生場所	その事例が主に行われている場所を一つ選択する。
表　　題	事例を的確に表しているタイトルを付ける。

1. その事例を選んだ理由	テーマ設定が適切に行われているか。この理由を読むだけで、ポートフォリオにどのようなことが書かれているかわかるように記載する。
2. 実践した具体的内容	テーマに沿った具体的内容が他者にわかるように記載する。
3. プライマリ・ケアに関する考察	考察では、得られた結果から学んだこと、振り返りを記載する。この時、どのようなことができて、どのようなことができなかったかを振り返り、そこで起きた感情なども記載する。 振り返りは、ただできたことやできなかったことを書くだけではなく、多角的な視点をもって、充分に掘り下げて行う必要がある。例えば、どうしてできなかったのか。何が問題となっていたのか。理想と現実のギャップがあったかどうか。ギャップはなぜ生まれたのか。次の実践のための課題は何か。どうやったらうまくやっていけるか。自分なりに考え、実践できる方法はどんなものか。この経験を、次にどのように活かしていけるか、などといった視点が挙げられる。 この5年ほどで、1,000本近いポートフォリオの査読をしてきたが、項目別に記述量を見ると「実践した具体的内容」の分量が多い一方で、「考察」の分量が少ないように感じる。実践した具体的内容は、実践したことの全てを記述したいという筆者（作成者）の想いは理解できるが、A4の用紙で2枚という限られたスペース内で的確に実践内容を伝えるためには、テーマに沿った具体的内容の記述を中心にする必要がある。 ポートフォリオは、「振り返り」が要である。是非、多角的な視点で振り返るとともに、今後それをどう活かしていけるかという課題や考えを含めた、層の厚い考察が望まれる。これにより、自己を振り返り、より大きな学びにもつながると考える。

4. 最後に

　医学教育や、医師の研修等の現場では、積極的にポートフォリオの活用が進んでいる。その流れもあり、近年、薬学教育や薬剤師の研修等の現場でも、ポートフォリオの実践と活用の取り組みがなされてきている。医学領域では、ポートフォリオは、提出者が指導医とやり取りをしながら作り、磨き上げ、提出するというやり方が一般的である。一方、薬学領域では、今のところそのような仕組みが確立されていない。

　しかし、ポートフォリオを作成していく上で、他者の視点や意見を取り入れると、自分の気づきや学び、振り返りを得られやすくなるものである。そこで今後、ポートフォリオを作成する際は、職場の同僚や先輩にも見てもらってその意見を聴きながら作成するというやり方をしてみてはどうだろうか。ポートフォリオをブラッシュアップできるだけでなく、同僚や先輩と一緒に考え、問題を共有することで、日常の仕事にもその成果を還元できるだろう。

参考文献
1）日本プライマリ・ケア連合学会　編：日本プライマリ・ケア連合学会　基本研修ハンドブック、南山堂、2017
2）日本プライマリ・ケア連合学会　プライマリ・ケア認定薬剤師　細則：https://www.primary-care.or.jp/nintei/pdf/yakuzai_saisoku.pdf
3）鈴木敏惠：ポートフォリオ評価とコーチング手法　臨床研修・臨床実習の成功戦略!、医学書院、2006
4）鈴木敏惠：課題解決力と論理的思考力が身につくプロジェクト学習の基本と手法、教育出版、2012
5）ポートフォリオおよびショーケースポートフォリオとは：plaza.umin.ac.jp/jafm/journal/pdf/vol15no2/15_2_32.pdf
6）Portfolios for assessment and learning: AMEE Guide no. 45. Med Teach. 2009 Sep;31(9):790-801
7）What is the difference between formative and summative assessment：https://www.cmu.edu/teaching/assessment/basics/formative-summative.html
8）Miller GE.：The assessment of clinical skills/competence/performance. Acad Med. 1990；65（9 Suppl）：S63-7

第3章

ポートフォリオ作成の実際
～必須10領域事例のビフォー＆アフター～

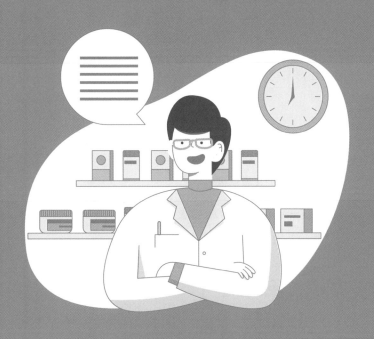

ポートフォリオ作成の実際
～必須10領域事例のビフォー＆アフター～

坂口 眞弓

1. 本章の構成

　本章では、序章で示した必須10領域それぞれで、プライマリ・ケア認定薬剤師が更新時に作成したポートフォリオ事例報告書（以下「ポートフォリオ」）を題材に、評価者がどのような点に着目し、ポートフォリオを評価し、報告者がそうした指摘事項を踏まえ、どう推敲し、最終的なポートフォリオを完成させるか、という一連の流れを、擬似的に再現した。各領域全体は、必須領域の特徴から修正後のポートフォリオまでの以下の5つのパートから成るが、ここでは読者の練習用に **3** として報告書を評価する項目を加えた。

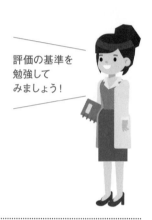

評価の基準を
勉強して
みましょう！

1 必須領域の特徴

当該必須領域の特徴とポートフォリオ作成の際に焦点とすべき点を示した。

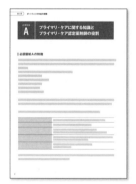

2 修正前
ポートフォリオ事例報告書

最初に提出されたポートフォリオ（修正前）を掲載した。

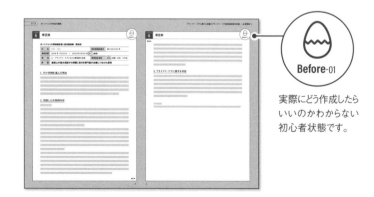

Before-01

実際にどう作成したらいいのかわからない初心者状態です。

3 あなたの評価

事例報告書をよく読んで、評価表の評価項目と第2章、第3章冒頭の説明を参考に、自分なりに評価表に点数を入れてみよう。4 以下で実際にどのような評価を受けたか、具体的にどのように修正されたかを確認し、自身のポートフォリオ作成時の参考にされたい。

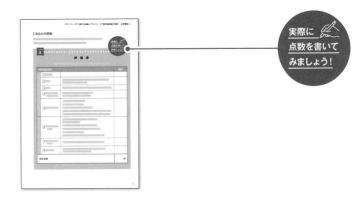

実際に点数を書いてみましょう！

---

4 全体評価

ポートフォリオ（修正前）の「評価表」に則って評価者が評価した結果を示した。

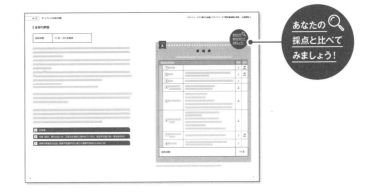

あなたの採点と比べてみましょう！

---

5 修正中
改善の焦点とその解説

「評価表」で評価の低い項目のうち2〜3項目に焦点を絞り、なぜ評価が低いのか、どのように改善・修正したらよいかの指摘を示した。

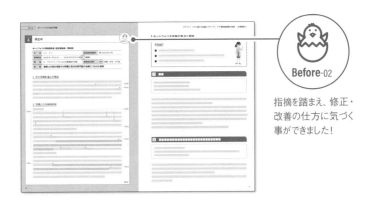

Before-02

指摘を踏まえ、修正・改善の仕方に気づく事ができました！

---

6 修正後
ポートフォリオ事例報告書

評価者の指摘を受け、報告者が修正を加えたポートフォリオを掲載した。主に青字で示した部分が評価者の指摘を踏まえ、報告者が修正した箇所である。
※修正前のポートフォリオと比べてみよう。

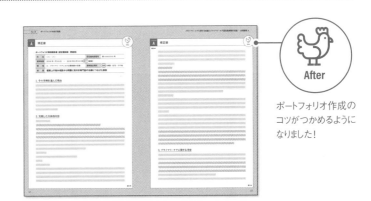

After

ポートフォリオ作成のコツがつかめるようになりました！

　以上のほか、各領域のポートフォリオで取り上げた記述内容に関連したコラム、あるいは記述内容の理解を深めるための用語、関連事項等の解説を適宜掲載した。

　なお、ここで改めてプライマリ・ケア認定薬剤師の必須10領域を示しておく。

A プライマリ・ケアに関する知識とプライマリ・ケア認定薬剤師の役割

B コミュニケーションスキル

C 服薬指導・支援

D プライマリ・ケアにおける薬物治療（EBM、ガイドライン、緩和ケアなどを含む）

E 生活習慣指導

F メンタルケア（自殺予防も含む）

G 在宅ケア

H セルフメディケーションに必要なOTC・健康食品・漢方薬などの知識と活用

I 地域活動（薬物乱用防止、学校薬剤師、健康教育などを含む）

J 地域連携・チーム医療

2.　評価表の見方

　評価者は「評価表」の8つの評価項目に従い、各項目を4段階（0〜3点）で評価する。満点は3点×8項目で24点となる。

　ポートフォリオの評価項目は、大きく分けて「書き方」と「内容」から成る。詳細は次ページの表のとおりで、項目ごとに0点から3点で評価する。

　本章で取り上げたポートフォリオ10事例は、評価表に基づきそれぞれの評価結果を一覧で示したが、このうち概ね前半の事例は「書き方」に、後半は「内容」に焦点を絞って、改善点・修正点を示す構成としている。

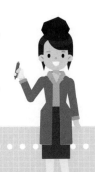

評価は8項目で
24点満点です。

評 価 表

大変よい … **3点**　　よい … **2点**　　普通 … **1点**　　不十分 … **0点**

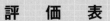

		［評価項目］	3点	2点	1点	0点
書き方	1 記述量	● 少なすぎたり、多すぎたりしないか。	大変よい	よい	普通	不十分
	2 文体	● 誤字、脱字はないか。 ● 適切に句読点が使われているか。 ● 表記や文体に統一性はあるか。	大変よい	よい	普通	不十分
	3 引用	● 文献や資料を十分に調査・収集し、引用元を表記しているか。	大変よい	よい	普通	不十分
	4 カバーレター （領域と表題）	● 選択した領域は内容に合っているか。 ● 内容を端的に表した表題であるか。	大変よい	よい	普通	不十分
	5 論理的整合性	● 全体の論旨が通っているか。 ① 伝えたいことは明確か。 ② 論旨がぶれずに展開されているか。 ③ 図やグラフを使うなど見やすさの工夫はあるか。 ④ わかりやすい表現か、簡潔な文章か。	大変よい	よい	普通	不十分
内容	6 事例の内容の妥当性	● 総合的に妥当な内容が記述されているか、理論の援用が妥当か。 ① 現状から必要な情報が得られているか。 ② 判断や評価のエビデンスはあるか。 ③ 原因の妥当性はあるか。 ④ 原因を取り除く現実的な解決策であるか。	大変よい	よい	普通	不十分
	7 事例の多面的な記述	● 独断や知識不足による飛躍や見落としはないか。	大変よい	よい	普通	不十分
	8 振り返り	● 多角的な視点で事例や自己の分析ができているか。 ● 今後の課題が具体的に提示されているか。	大変よい	よい	普通	不十分

A 必須領域

プライマリ・ケアに関する知識と
プライマリ・ケア認定薬剤師の役割

必須領域Aの特徴

　プライマリ・ケアとは、「国民のあらゆる健康上の問題、疾病に対し、総合的・継続的、そして全人的に対応する地域の保健医療福祉機能」（プライマリ・ケア連合学会ウェブサイト）であるとされている。

　プライマリ・ケアに必要な要素はACCCAの5つである。

① 近接性（Accessibility）

② 包括性（Comprehensiveness）

③ 協調性（Coordination）

④ 継続性（Continuity）

⑤ 責任性（Accountability）

　薬剤師であれば医療安全の観点から医薬品の適正使用や安全管理を行うのは当然である。しかし"薬の専門職"としての薬剤師の知識や技術があるだけではプライマリ・ケアを実践できるとは言い難い。

　薬剤師のプライマリ・ケアにおける具体的役割の例をACCCAに分類して以下に示す。

① 近接性（Accessibility）	医療の窓口、住民へのアドバイスなどによる地域への貢献等
② 包括性（Comprehensiveness）	健康相談、福祉の相談、一次予防の役割等
③ 協調性（Coordination）	医療・福祉の相談、ケアコーディネーターの役割、医療・介護・福祉との連携および医療ネットワークへの貢献等
④ 継続性（Continuity）	小児から高齢者までの問題に対応、夜間・休日対応、在宅医療対応、薬を一元的に管理するかかりつけ機能等
⑤ 責任性（Accountability）	服薬指導、医薬品などの適正使用への貢献、医薬品情報の提供等

　この項では、患者やその家族への介入事例から、日常業務におけるプライマリ・ケア認定薬剤師の役割とそのポートフォリオ作成のあり方について整理する。

必須領域 A	修正前

Before-01

■ ポートフォリオ事例報告書（認定薬剤師・更新用）

氏　　　名	○○　○○	認定薬剤師番号	第 XXXXXXX 号
事例時期	2012年12月XX日　〜　2013 年8月XX日（終了）継続		
領　　　域	A：プライマリ・ケアにおける薬剤師の役割	事例発生場所	（薬局）病院・在宅・その他
表　　　題	健康上の悩み相談から問題に気付き専門医の治療につなげた事例		

1. その事例を選んだ理由

　小児科の調剤では家族、特に母親と接する機会が多くなるため、自然とその母親から育児や女性特有の問題などの相談を受けることも多くなる。そのような小児科期の調剤で関わった母親の相談に乗っている中で、母親本人に心療内科や婦人科の受診の必要性を感じ、受診勧奨を行いました。母親は専門医を受診し、子宮内膜症などが判明し、治療を開始した。薬を受け取りにきた患者の家族の健康上の悩みを聞くうちに問題点に気付き治療につなげることができた。

2. 実践した具体的内容

　27歳女性

　20歳で第一子を、24歳で第二子を出産。第二子出産後、小児期の喘息が再発した。コントロール不良であった。治療は本人が小児科期から診てもらっている小児科開業医のA医師のところで行いました。子供たちも喘息、アトピー性皮膚炎、アレルギー性鼻炎などの症状がありA医師に診てもらっており、母親は定期的に子供たちの処方箋をもって来局し、子育ての悩みや「ママ友」の中で疎外されているなどの悩みを訴えていた。

　2013/01/06　昨日、過呼吸発作を起こし救急搬送されたため、ジアゼパム (5) 3T3×処方。喘息発作を併発。A医師からは「何も考えない方がいいから家で寝ていなさい」と言われているとのこと。しかし本人は、「家のことや子供の世話もあるのに寝ていられない。自分がこんな状態でいることが苦しいし辛い」と言っている。念のため希死念慮を確認したところ、「死ぬつもりはない」と言うので安心した。近隣の心療内科医に相談をした。小児科医の了解がとれるのであれば診ましょうという返答を得た。

　本人は小さい頃に喘息発作で苦しみ、そのたびに小児科医の治療を受けており、小児科医に対する信頼度はとても高い。しかし、小児科医の指導どおり何も考えずに寝ているだけでは生活の質を落とし、また専門医によるメンタルケアもできなければ、更に問題や負担が大きくなるのではないかと疑問を感じていた。そこで、近隣の心療内科医を受診してみてはどうかと提案しました、当初は心療内科の受診に抵抗があるとのことだったが、「寝ていては母親ができないから」と、3月から心療内科を受診し、アルプラゾラム (0.4) 2錠2×服用で治療を始めた。

続く➡

続き➡

　その後、6月からロキソプロフェン（60）1T頓用が処方される。本人に痛みの具合を尋ねたところ、「生理痛がひどく、起き上がれないことがある」とのことのことなので、近隣の婦人科医への受診を勧めた。しかし、婦人科は薬代が自費で高いので、婦人科で治療を続けるのは経済的に無理とのことであった。しかし、現在はOC、LEP剤が保険適応になっており、診断によっては保険で治療を受けられることを伝え、婦人科での治療につなげることができた。その後、子宮内膜症であることがわかり治療を開始した。

3. プライマリ・ケアに関する考察

　本事例では、小児科処方箋を接点に対人関係の悩みなどを聞いていたこともあり、早めに次のサポートが必要であると気付くことができた。心療内科や婦人科につなぐという協調性を発揮できたと考える。また、薬局では処方薬を使用する本人だけでなく、その家族の健康問題についても相談を受けることが多い。これはプライマリ・ケアにおける薬局の近接性や包括性を示しています。私たち薬剤師は、そうした相談に対応してその人に合った支援ができるように、日々情報収集や学習をしなければならないと感じた。

参考文献
日本プライマリ・ケア連合学会編. 日本プライマリ・ケア連合学会薬剤師研修ハンドブック基礎編. 東京：南山堂；2014.

▌ あなたの評価

　事例をよく読み、第2章「2. ポートフォリオの評価」を
参考にして評価表に自分なりの点数を書き入れてみよう。

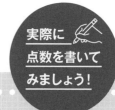

実際に
点数を書いて
みましょう！

必須領域
A

評 価 表

大変よい … **3点**　　よい … **2点**　　普通 … **1点**　　不十分 … **0点**

		［評価項目］	［点数］
書き方	1 記述量	● 少なすぎたり、多すぎたりしないか。	
	2 文体	● 誤字、脱字はないか。 ● 適切に句読点が使われているか。 ● 表記や文体に統一性はあるか。	
	3 引用	● 文献や資料を十分に調査・収集し、引用元を表記しているか。	
	4 カバーレター（領域と表題）	● 選択した領域は内容に合っているか。 ● 内容を端的に表した表題であるか。	
	5 論理的整合性	● 全体の論旨が通っているか。 　① 伝えたいことは明確か。 　② 論旨がぶれずに展開されているか。 　③ 図やグラフを使うなど見やすさの工夫はあるか。 　④ わかりやすい表現か、簡潔な文章か。	
内容	6 事例の内容の妥当性	● 総合的に妥当な内容が記述されているか、理論の援用が妥当か。 　① 現状から必要な情報が得られているか。 　② 判断や評価のエビデンスはあるか。 　③ 原因の妥当性はあるか。 　④ 原因を取り除く現実的な解決策であるか。	
	7 事例の多面的な記述	● 独断や知識不足による飛躍や見落としはないか。	
	8 振り返り	● 多角的な視点で事例や自己の分析ができているか。 ● 今後の課題が具体的に提示されているか。	
合計点数			点

全体の評価

合計点数	11点 / 24点満点

　このポートフォリオは、子供の薬を受け取りに来る母親の健康上の悩みを聞くうちに母親の健康問題に気付き、専門医による治療へとつなげた事例である。日々の情報収集や新たな知識の学習が重要であるということを学んだ事例である。

　小児科の調剤ではその養育者も来局するが、養育者自身の体調について相談を受けるということは、日頃から報告者との間に話しやすさや信頼関係が築かれており、プライマリ・ケア能力を発揮し行動していることが分かる。

　希死念慮[注1]については一般的には聞くのに躊躇するが、PIPC（Psychiatry in Primary Care）セミナー[注2]により得た知識が十分に活用できている。また、婦人科の受診勧奨では、養育者の偏った認識に対して、最新情報を提供することで、その誤解を解き、受診行動へと繋いでいる。

注1）　希死念慮：自らの死を願う気持ち
注2）　PIPCセミナー：内科医が精神科的対応をできるようにするための教育訓練システム

　報告者はこの体験についてプライマリ・ケアの5要素（ACCCA）について自らの行動を分析するとともに、「考察」において、個々の人に合った支援ができるよう今後も最新情報の収集や学習継続が必要であるとの認識を示している点が評価される。

　このポートフォリオの全体評価は11点であり、書き方に関する課題としては記述量や文体など、また、記述内容の関係では取り上げた事例において報告者の思考経過の表現や説明について若干の課題などが見受けられた。そこでこの項では、さらにより良く評価されるポートフォリオに改善するため、評価表の評価項目のうち、下記3項目の修正・改善ポイント等について解説する。

1　記述量（少なすぎたり、多すぎたりしないか）

2　文体（誤字、脱字はないか。適切に句読点が使われているか。表記や文体に統一性はあるか）

7　事例の多面的な記述（独断や知識不足による飛躍や見落としはないか）

評 価 表

大変よい … **3**点　　よい … **2**点　　普通 … **1**点　　不十分 … **0**点

	［評価項目］		［点数］
書き方	① 記述量	● 少なすぎたり、多すぎたりしないか。	1　解説 ➡ P31
	② 文体	● 誤字、脱字はないか。 ● 適切に句読点が使われているか。 ● 表記や文体に統一性はあるか。	1　解説 ➡ P31
	③ 引用	● 文献や資料を十分に調査・収集し、 　引用元を表記しているか。	1
	④ カバーレター （領域と表題）	● 選択した領域は内容に合っているか。 ● 内容を端的に表した表題であるか。	2
	⑤ 論理的整合性	● 全体の論旨が通っているか。 　① 伝えたいことは明確か。 　② 論旨がぶれずに展開されているか。 　③ 図やグラフを使うなど見やすさの工夫はあるか。 　④ わかりやすい表現か、簡潔な文章か。	2
内容	⑥ 事例の内容の 妥当性	● 総合的に妥当な内容が記述されているか、 　理論の援用が妥当か。 　① 現状から必要な情報が得られているか。 　② 判断や評価のエビデンスはあるか。 　③ 原因の妥当性はあるか。 　④ 原因を取り除く現実的な解決策であるか。	2
	⑦ 事例の多面的な 記述	● 独断や知識不足による飛躍や見落としはないか。	1　解説 ➡ P33
	⑧ 振り返り	● 多角的な視点で事例や自己の分析ができているか。 ● 今後の課題が具体的に提示されているか。	1
合計点数			11点

参考文献　日本プライマリ・ケア連合学会HP　http://www.primary-care.or.jp/paramedic/

Before-02

必須領域
A　**修正中**

■ ポートフォリオ事例報告書（認定薬剤師・更新用）

氏　　名	○○　○○	認定薬剤師番号	第XXXXXXX号
事例時期	2012年12月XX日　～　2013年8月XX日（終了・継続）		
領　　域	A：プライマリ・ケアにおける薬剤師の役割	事例発生場所	薬局・病院・在宅・その他
表　　題	健康上の悩み相談から問題に気付き専門医の治療につなげた事例		

1. その事例を選んだ理由

　小児科の調剤では家族、特に母親と接する機会が多くなるため、自然とその母親から育児や女性特有の問題などの相談を受けることも多くなる。そのような小児科期の調剤で関わった母親の相談に乗っている中で、母親本人に心療内科や婦人科の受診の必要性を感じ、受診勧奨を行いました。母親は専門医を受診し、子宮内膜症などが判明し、治療を開始した。薬を受け取りにきた患者の家族の健康上の悩みを聞くうちに問題点に気付き治療につなげることができた。

◀2-b
◀2-a

2. 実践した具体的内容

　　27歳女性

2-c▶

　20歳で第一子を、24歳で第二子を出産。第二子出産後、小児期の喘息が再発した。コントロール不良であった。治療は本人が小児科期から診てもらっている小児科開業医のA医師のところで行いました。子供たちも喘息、アトピー性皮膚炎、アレルギー性鼻炎などの症状がありA医師に診てもらっており、母親は定期的に子供たちの処方箋をもって来局し、子育ての悩みや「ママ友」の中で疎外されているなどの悩みを訴えていた。

◀2-b
◀2-a

　2013/01/06　昨日、過呼吸発作を起こし救急搬送されたため、ジアゼパム（5）3T3×処方。喘息発作を併発。A医師からは「何も考えない方がいいから家で寝ていなさい」と言われているとのこと。しかし本人は、「家のことや子供の世話もあるのに寝ていられない。自分がこんな状態でいることが苦しいし辛い」と言っている。念のため希死念慮を確認したところ、「死ぬつもりはない」と言うので安心した。近隣の心療内科医に相談をした。小児科医の了解がとれるのであれば診ましょうという返答を得た。

◀7-a

　本人は小さい頃に喘息発作で苦しみ、そのたびに小児科医の治療を受けており、小児科医に対する信頼度はとても高い。しかし、小児科医の指導どおり何も考えずに寝ているだけでは生活の質を落とし、また専門医によるメンタルケアもできなければ、更に問題や負担が大きくなるのではないかと疑問を感じていた。そこで、近隣の心療内科医を受診してみてはどうかと提案しました、当初は心療内科の受診に抵抗があるとのことだったが、「寝ていては母親ができないから」と、3月から心療内科を受診し、アルプラゾラム（0.4）2錠2×服用で治療を始めた。

7-b▶

◀2-a

続く➡

▌ポートフォリオ改善の焦点と解説

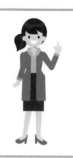

POINT

- **必要充分な記述量を！**

- **提出前に句読点、誤字、脱字、文体などのチェックをしよう！**

- **根拠に基づく省察の過程を記述しよう！**

1 記述量 (少なすぎたり、多すぎたりしないか)

☑ **評価者の第一印象を左右する記述量**

1. 誰が見ても一目でわかる情報量
2. 少なくとも2枚目の 1/2 以上の記述量が必要

ポートフォリオは、日常業務の中での事例から得た学習成果とそのプロセス、さらにそれに対する省察の記録である。これは自身の学習目標に対する振り返りとなる。

また、プライマリ・ケア認定薬剤師の更新に際しては学会への提出が義務づけられ、学習目標達成度を示すものとして評価者による評価の対象となるものである。この場合、記述量は10.5ptの文字を用いてA4用紙2枚 (2,200～2,300字程度) に収めることと規定されている。一見して記述量が少ないものは、伝える情報量が少ないという印象を与えるため評価が低くなる。規定内に収めるのは当然であるが、規定の75％以上の記述量が望まれる。

本ポートフォリオは2枚目の半分弱の記述量しかないため評価点数が低くなった。

2 文体 (誤字、脱字はないか。適切に句読点が使われているか。表記や文体に統一性はあるか)

☑ **より読みやすく、伝わる書き方**

1. 誤字、脱字はないか、句読点は適切に使われているか、表記や文体に統一性はあるか
2. 読みやすい工夫はされているか

一般的にもどこかに提出するような書類には「誤字、脱字がない」ことが当然求められる。せっかく書いたポートフォリオの良い事例であったとしても、誤字、脱字があれば、それだけで評価に際して印象が悪くなる。場合によっては、内容が正しく伝わらないこともありうる。

また、評価者が読みやすいように、句読点の適切な配置、記述や表記の仕方、文体の一貫性にも留意しなければならない。

修正中

Before-02

続き➡

その後、6月からロキソプロフェン（60）1T頓用が処方される。本人に痛みの具合を尋ねたところ、 ◀2-c

7-c▶「生理痛がひどく、起き上がれないことがある」とのことのことなので、近隣の婦人科医への受診を
勧めた。しかし、婦人科は薬代が自費で高いので、婦人科で治療を続けるのは経済的に無理との
ことであった。しかし、現在はOC、LEP剤が保険適応になっており、診断によっては保険で治療を
受けられることを伝え、婦人科での治療につなげることができた。その後、子宮内膜症であることが
わかり治療を開始した。

3. プライマリ・ケアに関する考察

　本事例では、小児科処方箋を接点に対人関係の悩みなどを聞いていたこともあり、早めに次の
サポートが必要であると気付くことができた。心療内科や婦人科につなぐという協調性を発揮できた ◀7-d
と考える。また、薬局では処方薬を使用する本人だけでなく、その家族の健康問題についても相談
を受けることが多い。これはプライマリ・ケアにおける薬局の近接性や包括性を示しています。私た ◀2-a

7-e▶ち薬剤師は、そうした相談に対応してその人に合った支援ができるように、日々情報収集や学習を
しなければならないと感じた。

参考文献
日本プライマリ・ケア連合学会編.日本プライマリ・ケア連合学会薬剤師研修ハンドブック基礎編.東京：南山堂；2014.

◀2-a	本ポートフォリオでは、全体的には"である調"である文章に、一部"です・ます調"が混在している表記になっている。この場合、語尾については"である調"に統一する必要がある。
◀2-b	「小児科」、「小児期」とすべきところを「小児科期」と誤った表現がある。
◀2-c	「A医師」や「小児科医」、「心療内科医」、「婦人科医」が出てきて紛らわしいので、明確に区別できるような表記へと訂正する必要がある。 　また、「2. 実践した具体的内容」の表記では、【対象者・背景】や【家族構成】、【経過】などと見出しを付けて記述すると情報が整理され、読みやすくなる。また、経過に関しては、「20XX／01／20」、「20XX／02以降」、「20XX／06」などと日付を付けて時系列に記述すると良い。

7　事例の多面的な記述 (独断や知識不足による飛躍や見落としはないか)

☑ **多面的な省察の記述ポイント**
1. 課題発見・解決についての根拠・知識を示す
2. 介入のきっかけとなったエピソードは詳細に記述する
3. 文献や資料などを引用し記述する

◀7-a	「2. 実践した具体的内容」では、過呼吸発作を起こした後の医師の指導に対する患者の反応に、希死念慮を疑った根拠やその具体的対応についての記述があると、実践内容がより整理しやすくなり、省察もしやすくなる。
◀7-b	小児科医によるメンタル治療より専門医によるメンタル治療の方が良いと考えた経緯を示し、漠然とした思い込みでないことを示した方が良い。
◀7-c	「生理痛がひどく、起き上がれないことがある」という訴えに対して、どうして受診勧奨することにしたのか、その判断根拠を示す方が良い。また、「子宮内膜症とのことで治療を開始した」との記述があるが、その具体的内容と治療結果についても記述したほうが良い。
◀7-d	「3. プライマリ・ケアに関する考察」では、「協調性」、「薬局の近接性や包括性」といったプライマリ・ケアにおける薬剤師の役割が示されているが、文献を引用してプライマリ・ケアの5つの要素(ACCCA)に基づいていることを考察のなかで記述すべきであろう。
◀7-e	最後の2行で記述された「振り返り」は内容が大ざっぱであり、次に繋がるより具体的な振り返りとすべきであろう。

参考文献
1) 草場鉄周. ポートフォリオ実例集. 南山堂. 2018.7.1：4-5
2) 日本プライマリ・ケア連合学会. 日本プライマリ・ケア連合学会　薬剤師研修ハンドブック. 南山堂. 2014.5.20：8-12
3) 日本プライマリ・ケア学会. プライマリ・ケア薬剤師—プライマリ・ケアにおける薬剤師の役割と実践法—. エルゼビア・ジャパン株式会社. 2005.10.31：14-25

必須領域 A　修正後

ポートフォリオ事例報告書（認定薬剤師・更新用）

氏　　名	○○　○○		認定薬剤師番号	第XXXXXXX号
事例時期	2012年12月XX日　～　2013年8月XX日（終了）継続）			
領　　域	A：プライマリ・ケアにおける薬剤師の役割		事例発生場所	（薬局）病院・在宅・その他
表　　題	健康上の悩み相談から問題に気付き専門医の治療につなげた事例			

1. その事例を選んだ理由

　薬局では、処方箋の患者本人ばかりでなく、患者の家族の健康問題についても相談を受けることが多い。とりわけ小児科の調剤では家族、特に母親と接する機会が多くなるため、自然とその母親から育児や女性特有の問題などの相談を受けることも多くなる。そのような小児科の調剤で関わった母親の相談に乗っている中で、母親本人に心療内科や婦人科の受診の必要性を感じ、受診勧奨を行った。母親は専門医を受診し、子宮内膜症などが判明し、治療を開始、現在状態は落ち着いた。薬を受け取りにきた患者の家族の健康上の悩みを聞くうちに問題点に気付き治療につなげることができた。

2. 実践した具体的内容

【対象者・背景】

　27歳女性　病歴：アトピー性皮膚炎、気管支喘息（大気汚染による）

　19歳のとき妊娠、その後結婚をし、20歳で第一子を、24歳で第二子を出産。第二子出産後、小児期の喘息が再発した。コントロール不良であった。治療は本人が小児期から診てもらっている小児科開業医のA医師のところで行う。子供たちも喘息、アトピー性皮膚炎、アレルギー性鼻炎などの症状がありA医師に診てもらっており、母親は定期的に子供たちの処方箋をもって来局し、子育ての悩みや「ママ友」の中で疎外されているなどの悩みを訴えていた。近隣に自身の実家があり、未婚の妹もおり、子育てを手伝ってもらっている。

【家族構成】

　夫、6歳と2歳の息子、本人の4人暮らし。

【経過】

2013/01/06

　昨日、過呼吸発作を起こし救急搬送されたため、ジアゼパム（5）3T3×処方。喘息発作を併発。A医師からは「何も考えない方がいいから家で寝ていなさい」と言われているとのこと。しかし本人は、「家のことや子供の世話もあるのに寝ていられない。自分がこんな状態でいることが苦しいし辛い」と言っている。また、以前から保育園の母親たちとの人間関係の悩みを訴えたり、子供の病状

続く➡

続き➡

は自分に責任があるような言動もあったので、**念のため希死念慮を確認したところ、「死ぬつもりはない」と言うので安心した**。このようなエピソードから心療内科の受診勧奨を考え、**近隣の心療内科医のB医師に相談をした。かかりつけのA医師の了解がとれるのであれば診ましょうという返答を得た**。

2013/01/20

　本人は安定剤を使い、ほぼ寝ている生活が続いているとのことで、辛さが増している様子。小さい頃に喘息発作で苦しみ、そのたびにA医師の治療を受けており、A医師に対する信頼度はとても高い。しかし、A医師の指導どおり何も考えずに寝ているだけでは生活の質を落とし、また専門医によるメンタルケアもできなければ、更に問題や負担が大きくなるのではないかと疑問を感じていた。そこで、心療内科で受けられる治療内容について一般的な説明を行い、A医師に相談のうえ近隣の心療内科医（B医師）を受診してみてはどうかと提案した。

2013/02 以降

　子供の薬を渡すときなどに本人の体調をフォローした。当初は心療内科の受診に抵抗があるとのことだったが、「寝ていては母親ができないから」と、A医師に相談のうえ心療内科を受診することにしたという。3月から心療内科を受診し、アルプラゾラム (0.4) 2錠2×服用で治療を始めた。

2013/06

　A医師からはロキソプロフェン (60) 1T頓用が処方される。本人に痛みの具合を尋ねたところ、「生理痛がひどく、起き上がれないことがある」とのこと。生理の状態、出血量、期間などを確認すると、出血量も多く、痛みも辛そうであったので、子宮内膜症などの婦人科疾患を疑い、近隣の婦人科医への受診を勧めた。しかし、本人は以前婦人科を受診した経験から、婦人科は薬代が自費で高いとの印象を持っており、そのため婦人科で治療を続けるのは経済的に無理とのことであった。しかし、現在はOC、LEP剤が保険適応になっており、診断によっては保険で治療を受けられることを伝えた。保険がきくならばと、6月になってから婦人科を受診。その後、子宮内膜症であることがわかり薬による治療を開始した。現在、状態は落ち着いているとのこと。

3. プライマリ・ケアに関する考察

　薬剤師によるプライマリ・ケア提供に必要な基本的要素はACCCAであるとされている。本事例では、医療の窓口としての近接性、健康相談という包括性、心療内科医や婦人科につなぐという協調性、医薬品の適正使用や医薬品情報の提供という責任性という役割、そしてかかりつけ薬局として複数科の処方情報を継続的に薬歴に記録することでシームレスな医療を提供するという継続性すべての役割を果たすことができた。また、常に最新の情報収集し、提供することによって、思い込みなどによる患者不利益を避けることができたと考える。

　本事例では、小児科処方箋を接点に対人関係の悩みなどを聞いていたこともあり、早めに次の

続く➡

必須領域 A　修正後

続き➡

　サポートが必要であると気付くことができた。この事例以降、当薬局では、育児不安からうつ傾向を感じられる母親に対しては、心療内科医への紹介が行われるようになっている。薬局では処方薬を使用する本人だけでなく、その家族の健康問題についても相談を受けることが多い。私たち薬剤師は、そうした相談に対応してその人に合った支援ができるように、日々情報収集や学習をしなければならないと感じた。今回は患者と医療機関を「つなぐ」という役割であったが、今後は医療機関のみならず他職種・行政との連携もとれるような活動もしていきたい。

参考文献

1) 日本プライマリ・ケア連合学会編. 日本プライマリ・ケア連合学会薬剤師研修ハンドブック基礎編. 東京：南山堂；2014.

2) Lindsey, Laura, et al. Helpful advice and hidden expertize: pharmacy users' experiences of community pharmacy accessibility. Journal of Public Health. 2017；39（3）：609-615.

3) 日本プライマリ・ケア学会. プライマリ・ケア認定薬剤師－プライマリ・ケアにおける薬剤師の役割と実践法. 東京：エルゼビア・ジャパン；2005.

必須領域 **A** コラム

プライマリ・ケア認定薬剤師とは

　健康な方も、病気の方も接する機会が多い医療職が薬剤師ではないでしょうか。病気治療前の普段から接点がありながら、病気治療のときには最後に接する者という見方もできます。さて、薬剤師であるあなたの目の前に、体調不良で健康相談に来た方がいたとします。その方は仕事が忙しく、病院での待ち時間も気になり、医師の診察を受けることができません。実は、年老いた親の介護もしており、とりあえず「今を何とか乗り切り、健康を取り戻したい」と考えています。

　そういう相談者に対して、あなたは何ができるでしょうか？ くすりを専門とする医療職として、セルフメディケーションの相談に乗れます。話を聞いて緊急性や重症度の把握ができれば受診勧奨ができます。地域の行政情報や介護支援体制を把握していれば、必要な支援の窓口につなぐこともできます。そしてその方が忙しさのために失いそうになっている健康について考えるきっかけを作ることができます。その方の心理、生活状況に配慮した健康支援の提案もできると思います。

　ただし、こうしたことを実践するには、相談者の話を傾聴しラポール（相手との良好な関係性）の形成を行い、必要な支援を読み解く力や地域の多職種につなぐコミュニケーション能力が必要になります（相手の話を聞いて相談内容に合った返答を行うことも重要です）。これらを実践できる、つまり地域を基盤として継続的に展開される包括的、全人的なプライマリ・ケアを実践できるのがプライマリ・ケア認定薬剤師です。プライマリ・ケア機能を発揮するための基盤となるACCCAを具現するための知識、技能に加えて問題解決能力を身につけるためにもポートフォリオは重要な役割を果たします。

（押切 康子）

参考文献
日本プライマリ・ケア連合学会 プライマリ・ケア認定薬剤師要綱.
https://www.primary-care.or.jp/nintei_ph/pdf/yakuzai_youkou.pdf

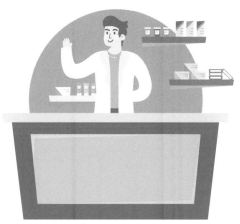

必須領域

B コミュニケーションスキル

▌必須領域Bの特徴

　薬局を訪れる人は、自分の病気や健康への不安ばかりではなく、生活環境などにも不安を持っていることも少なくない。そうした不安は、怒り、悲しみ、苦しみなどさまざまな感情を伴い、言葉や態度などに表れる。

　医療におけるコミュニケーションスキルは、患者に必要な情報を伝えるだけでなく、患者と良好な相互関係を構築し、患者が安心して治療に向き合えるようにするためにも必要なものである。患者との良好なコミュニケーションは、患者のセルフケアを適切に支援する上でも有効である。

　この項では、薬剤師による患者・家族とのコミュニケーションの取り方によって、服薬に対する行動変容に至った事例を参考に、コミュニケーションスキルに関するポートフォリオ作成のあり方について整理する。

修正前

Before-01

▌ポートフォリオ事例報告書（認定薬剤師・更新用）

氏　　名	○○　○○	認定薬剤師番号	第 XXXXXXX 号
事例時期	2016 年 3 月 XX 日　〜　2016 年 7 月 XX 日（終了・継続）		
領　　域	C：服薬指導・支援	事例発生場所	薬局・病院・在宅・その他
表　　題	コミュニケーション改善によるアドヒアランス向上		

1. その事例を選んだ理由

　独居高齢者のコンプライアンスの向上は、服薬指導のみでは困難な場合がある。

　クレーマーと認識されている患者であればなおのこと薬剤師や医療事務は警戒しながら、患者に接することが多くなる。

　患者の怒り、苦しみ、悲しみに寄り添い、そのニーズを引き出すことにより、服薬状況が改善し、薬物療法の効果が上がった事例を報告する。

2. 実践した具体的内容

【症例】74 歳 11 ヶ月女性

【嗜好品】喫煙なし、飲酒あり（1 〜 2 合・毎日）

【現病歴】うつ病、アレルギー性鼻炎、めまい、不眠症

【既往歴】うつ病、アレルギー性鼻炎、めまい、不眠症

【生活歴】低所得者、独居、娘が結婚している。住居は約 30 分のところにある兄（ほぼ視力がない）が居住してマンションの隣の部屋で、兄の障害者年金などから生活費を捻出している。

【介入前の経過】先発品に強いこだわりがある。薬剤師の対応の悪さを非難していた。すぐにカッとなって大きな声を出すクレーマーとしてリストにあがっていた。

【介入後の経過】

　2016 年 3 月 XX 日　「知らないうちに、薬剤師が勝手にジェネリック薬に変更した」と激怒。薬歴を調べた結果、2012 年 8 月から医師が GE 薬で処方していた。

　「今まで説明がなかった。」とさらに怒り増大。90 分かけて経緯を説明し、今後の調剤時の決まりごとを作成。

　耳が悪いことを伝えられず、ほとんど薬識がないことがわかった。

　薬袋の薬品名の下に効果を記載。

　2016 年 5 月 XX 日　残薬が多い一方で、PTP からうまくとりだせず紛失して飲めていない薬もあると判明したため、患者に日付印字の一包化調剤を提案。

　2016 年 6 月　コンプライアンス向上しており、残薬調整した後一包化調剤。

続く➡

続き➡

2016年7月　自己調整による服薬拒否なし、めまい改善。

3. プライマリ・ケアに関する考察

　薬剤師への不信感が強い原因に、コミュニケーションの質が非常に悪かったことが判明した。忙しいから、クレーマーで面倒くさいからと患者との距離をおいてしまうと、コミュニケーションは悪化していくと思われる。

　今回活用した医療コミュニケーションには、ひとの印象を良くするスマイルトレーニング、コーチングの技法である傾聴、共感、ペーシングなどの他に、アンガーマネジメントを活用して薬剤師の怒りの感情および患者の怒りの感情のコントロールを実践し、コミュニケーション改善につながった。

　今後も、患者とのコミュニケーション向上のためにスマイルトレーニング、コーチング、アンガーマネジメントの技法を実践し、他の医療・介護従事者に広めていきたいと考えている。

┃ あなたの評価

　事例をよく読み、第2章「2. ポートフォリオの評価」を参考にして
評価表に自分なりの点数を書き入れてみよう。

実際に
点数を書いて
みましょう！

必須領域 B

評　価　表

大変よい … **3点**　　よい … **2点**　　普通 … **1点**　　不十分 … **0点**

	［評価項目］	［点数］
書き方 ／ 1 記述量	● 少なすぎたり、多すぎたりしないか。	
2 文体	● 誤字、脱字はないか。 ● 適切に句読点が使われているか。 ● 表記や文体に統一性はあるか。	
3 引用	● 文献や資料を十分に調査・収集し、 　引用元を表記しているか。	
4 カバーレター （領域と表題）	● 選択した領域は内容に合っているか。 ● 内容を端的に表した表題であるか。	
5 論理的整合性	● 全体の論旨が通っているか。 　① 伝えたいことは明確か。 　② 論旨がぶれずに展開されているか。 　③ 図やグラフを使うなど見やすさの工夫はあるか。 　④ わかりやすい表現か、簡潔な文章か。	
内容 ／ 6 事例の内容の 妥当性	● 総合的に妥当な内容が記述されているか、 　理論の援用が妥当か。 　① 現状から必要な情報が得られているか。 　② 判断や評価のエビデンスはあるか。 　③ 原因の妥当性はあるか。 　④ 原因を取り除く現実的な解決策であるか。	
7 事例の多面的な 記述	● 独断や知識不足による飛躍や見落としはないか。	
8 振り返り	● 多角的な視点で事例や自己の分析ができているか。 ● 今後の課題が具体的に提示されているか。	
合計点数		点

全体の評価

合計点数	10点 / 24点満点

　このポートフォリオは、怒りの感情を顕わにして攻撃的になるため、薬局内のスタッフからはクレーマーとされ、コミュニケーションが取りにくい患者への対応を取り上げている。適切な対応を進める中で実はこの患者の「怒り」の大きな原因の一つが「薬剤師への不信感を強く持っていたこと」であったという事実を引き出し、服薬の改善へとつなげた事例である。

　常に怒りをもって来局する患者というのは、コミュニケーションをとることが非常に困難であり、その患者とは一定の距離を置き、当たり障りのない対応をするということになりがちである。

　患者の怒りの感情が強い場合は、薬剤師側がハラスメントを受けることにもなる。しかし、この報告者は、怒りの感情の原因の一つが、薬剤師の対応への不安や不信であることに気づき、積極的にコミュニケーションをとるなど、プライマリ・ケアを実践していることが評価できる。

　医療コミュニケーションの手法としては、「傾聴」「確認」「観察」「共感」などがあるが、怒りの感情が強くでているような患者の場合、コミュニケーションをとること自体、難しいことが多い。

　しかし、この報告者はアンガーマネジメント手法を習得し、患者の怒りの感情と向き合い、服薬改善まで至ったことは評価すべき点である。

　全体として意欲的な報告内容であり、新たな取り組みを加えたコミュニケーションを構築していこうという目標がわかりやすく、今後の報告者の姿勢が読み取れる。

　このポートフォリオの全体評価は10点であり、「記述量」が不十分、「領域」が報告内容に沿っていない、ポートフォリオ作成に際し引用した資料や文献名の記載が無いなどで評価を下げている。また、実践された内容とその結果とのつながりが、十分わかるようには記述されていない点も改善が必要である。

　この項では、さらに評価されるポートフォリオに改善するため、評価表の評価項目のうち、下記3項目を中心に、修正・改善ポイント等について解説する。

3 引用（文献や資料を十分に調査・収集し、引用元を表記しているか）

4 カバーレター（選択した領域は内容に合っているか）

6 ② 事例の内容の妥当性（判断や評価のエビデンスはあるか）

必須領域 **B**

あなたの
採点と比べて
みましょう！

評 価 表

大変よい … **3点**　　よい … **2点**　　普通 … **1点**　　不十分 … **0点**

		[評価項目]	[点数]
書き方	1 記述量	● 少なすぎたり、多すぎたりしないか。	1
	2 文体	● 誤字、脱字はないか。 ● 適切に句読点が使われているか。 ● 表記や文体に統一性はあるか。	2
	3 引用	● 文献や資料を十分に調査・収集し、 　引用元を表記しているか。	0　解説 ➡ P45
	4 カバーレター （領域と表題）	● 選択した領域は内容に合っているか。 ● 内容を端的に表した表題であるか。	0　解説 ➡ P45
	5 論理的整合性	● 全体の論旨が通っているか。 　① 伝えたいことは明確か。 　② 論旨がぶれずに展開されているか。 　③ 図やグラフを使うなど見やすさの工夫はあるか。 　④ わかりやすい表現か、簡潔な文章か。	2
内容	6 事例の内容の 妥当性	● 総合的に妥当な内容が記述されているか、 　理論の援用が妥当か。 　① 現状から必要な情報が得られているか。 　② 判断や評価のエビデンスはあるか。 　③ 原因の妥当性はあるか。 　④ 原因を取り除く現実的な解決策であるか。	1　解説 ➡ P47
	7 事例の多面的な 記述	● 独断や知識不足による飛躍や見落としはないか。	2
	8 振り返り	● 多角的な視点で事例や自己の分析ができているか。 ● 今後の課題が具体的に提示されているか。	2
合計点数			10 点

B 必須領域　**修正中**

氏　名	○○　○○	**認定薬剤師番号**	第XXXXXXX号
事例時期	2016年3月XX日　〜　2016年7月XX日（終了・継続）		
領　域	C：服薬指導・支援	**事例発生場所**	薬局・病院・在宅・その他
表　題	コミュニケーション改善によるアドヒアランス向上		

ポートフォリオ事例報告書（認定薬剤師・更新用）

4-a

1. その事例を選んだ理由

　独居高齢者のコンプライアンスの向上は、服薬指導のみでは困難な場合がある。

　クレーマーと認識されている患者であればなおのこと薬剤師や医療事務は警戒しながら、患者に接することが多くなる。

　患者の怒り、苦しみ、悲しみに寄り添い、そのニーズを引き出すことにより、服薬状況が改善し、薬物療法の効果が上がった事例を報告する。

2. 実践した具体的内容

【症例】74歳11ヶ月女性

【嗜好品】喫煙なし、飲酒あり（1〜2合・毎日）

【現病歴】うつ病、アレルギー性鼻炎、めまい、不眠症

【既往歴】うつ病、アレルギー性鼻炎、めまい、不眠症

【生活歴】低所得者、独居、娘が結婚している。住居は約30分のところにある兄（ほぼ視力がない）が居住してマンションの隣の部屋で、兄の障害者年金などから生活費を捻出している。

【介入前の経過】先発品に強いこだわりがある。薬剤師の対応の悪さを非難していた。すぐにカッとなって大きな声を出すクレーマーとしてリストにあがっていた。

【介入後の経過】

　2016年3月XX日　「知らないうちに、薬剤師が勝手にジェネリック薬に変更した」と激怒。薬歴を調べた結果、2012年8月から医師がGE薬で処方していた。

　「今まで説明がなかった。」とさらに怒り増大。90分かけて経緯を説明し、今後の調剤時の決まりごとを作成。

6-②a

　耳が悪いことを伝えられず、ほとんど薬識がないことがわかった。

　薬袋の薬品名の下に効果を記載。

　2016年5月XX日　残薬が多い一方で、PTPからうまくとりだせず紛失して飲めていない薬もあると判明したため、患者に日付印字の一包化調剤を提案。

　2016年6月　コンプライアンス向上しており、残薬調整した後一包化調剤。

続く➡

┃ ポートフォリオ改善の焦点と解説

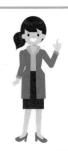

POINT

- ● 参考にした文献や資料は忘れずに記載しよう!

- ● 領域と表題を最後に確認しよう!

- ● 実践した経緯を丁寧に記述しよう!

---

3 **引用**（文献や資料を十分に調査・収集し、引用元を表記しているか）

☑ **資料・文献を参照し報告を書くことの意義**

1. 記述する事例について、事前に情報を調査していることを示すことができる

2. 実施した具体的内容の根拠を指し示すことができる

3. 考察する際、自己評価の参照にすることができる

参考にした文献や資料、書籍、あるいはウェブサイトは忘れず記載する。ポートフォリオの中に、報告者が実施したとする「アンガーマネジメント」や「コーチング」についての参考文献等が示されていない。参考とした資料や文献を指し示すことで、どのような根拠に基づいて実施したかを明確にすることができる。

また、参考文献等の表示は、振り返りをする際に、良い結果が得られたことや課題として残ってしまっていることを記述する上で、どのような文献や資料に基づく自己評価なのかを示す指標にもなる。

なお、参考文献等の表示については、投稿先の規定にしたがって表示する。引用等した資料、文献・書籍だけで無く、ウェブサイトについてもポートフォリオに明記することが求められていることがあり、ポートフォリオ提出にあたっては投稿先の規定を確認する必要がある。

---

4 **カバーレター**（選択した領域は内容に合っているか）

☑ **俯瞰してみるためのポイント**

1. 元ポートフォリオからの情報見落としはないか

2. 記述していく中で新たな発見はないか

ポートフォリオを記述していく中で、最初に自分が考えていたこととは違った考察にたどり着くことは少なくない。ポートフォリオは自分の実践を振り返ることも目的としており、自分でも気づかなかった考察にたどり着いたことは、新たな発見と捉えることができる。さらに、自分の成長を客観的に見るための大きな学びとなる。

必須領域
B　修正中

Before-02

続き➡

　2016年7月　自己調整による服薬拒否なし、めまい改善。

3. プライマリ・ケアに関する考察

　薬剤師への不信感が強い原因に、コミュニケーションの質が非常に悪かったことが判明した。忙しいから、クレーマーで面倒くさいからと患者との距離をおいてしまうと、コミュニケーションは悪化していくと思われる。

　今回活用した医療コミュニケーションには、ひとの印象を良くするスマイルトレーニング、コーチングの技法である傾聴、共感、ベーシングなどの他に、アンガーマネジメントを活用して薬剤師の怒りの感情および患者の怒りの感情のコントロールを実践し、コミュニケーション改善につながった。

●┈┈┈◀6-②b

　今後も、患者とのコミュニケーション向上のためにスマイルトレーニング、コーチング、アンガーマネジメントの技法を実践し、他の医療・介護従事者に広めていきたいと考えている。

この事例は、当初考えていた領域と異なる領域に展開していくほど非常に大きな学びを得ていることがうかがわれる。

◄4-a

本ポートフォリオは、該当領域を「領域C：服薬指導・支援」としているが、「3. プライマリ・ケアに関する考察」の最後の方に「コミュニケーション改善につながった」と述べており、また、表題（コミュニケーション改善によるアドヒアランス向上）と内容から見ても、コミュニケーション事例であると言える。報告者としては、「領域C：服薬指導・支援」の事例を報告するつもりで、ポートフォリオ作成に取り組んだと推測されるが、結果としては「領域B：コミュニケーションスキル」に該当する内容になっている。

ポートフォリオは、提出前に、すべての記述を終えたのちに少し時間をおいてから読み返した方がよい。領域違いだけでなく、それまで気がつかなかった誤字脱字の類いやおかしな文章を発見することがあるからだ。また、そうすることで、事例を選んだ理由から、具体的内容を振り返り、考察にたどり着いた経緯を客観的に実感することができ、自分の成長をあらためて確認することができる。

6 ② 事例の内容の妥当性（判断や評価のエビデンスはあるか）

☑ **自己評価するメリット**

1. 不足していた情報を見出すことができる
2. 自己を俯瞰することができる
3. 自己成長につながる新たな発見を見出すことができる

◄6-②a

実践した経緯を丁寧に記述する。「2. 実践した具体的内容」の【介入後の経過】に「90分かけて経緯を説明し……」「耳が悪い……」「薬袋の薬品名の下に効果を記載」とあるが、どのように経緯を説明し、どのような結果を得たのかという、内容の具体性に欠ける。

◄6-②b

報告者は基本的なコミュニケーション手法により対応するだけにとどまらず、「アンガーマネジメント」という新たな取り組みを加え、コミュニケーションが難しい患者の課題、問題点を解決している。しかし、アンガーマネジメントについての記述は「3. プライマリ・ケアに関する考察」で初めて登場し、具体的な実践方法が示されていないため、実践内容が読み手に伝わりにくい。また、その実践方法についても、どのような文献や資料に基づいて行ったものなのかが記述されていない点が問題と言える。

【介入後の経過】で、いつ、どのように実践し、その際どのような方法を用いて、対象患者の問題解決に至ったかを示すことにより、「考察」に導かれるまでが一貫した流れとして理解できる。また、「考察」のなかで自分自身に対する評価や気づきを記述し、今後どのように展開していきたいかを具体的に記述すると、今後の自己成長の展望も明確になる。

ポートフォリオは、自分の成果物について、どのようなプロセスを経て、課題解決したのか、それをどう事後評価（自己評価）したかをわかりやすく伝える能力を育むことにつながる。

参考文献
1) 密山要用. プライマリ・ケア認定薬剤師研修会ポートフォリオ資料.「ポートフォリオとは何か」2016.3.6
2) 飯岡緒美. プライマリ・ケア認定薬剤師研修会ポートフォリオ資料.「ポートフォリオの活用」2016.3.6
3) 草場鉄周. ポートフォリオ実践集. 南山堂. 2018.7.1 p14-15

必須領域 **B** 修正後

▌ポートフォリオ事例報告書（認定薬剤師・更新用）

氏　　名	○○　○○	認定薬剤師番号	第XXXXXXX号
事例時期	2016年3月XX日　〜　2016年7月XX日（終了・⟨継続⟩		
領　　域	B：コミュニケーションスキル	事例発生場所	⟨薬局⟩・病院・在宅・その他
表　　題	コミュニケーション改善によるアドヒアランス向上		

1. その事例を選んだ理由

　独居高齢者のコンプライアンスの向上は、服薬指導のみでは困難な場合がある。攻撃的な言動を繰り返していた高齢患者に対して、怒りの感情をコントロールするアンガーマネジメント、スマイルトレーニング、コーチングといったコミュニケーションツールを活用し、患者の怒りの感情や言動に動揺することなく、患者と継続的にコミュニケーションをとることで、患者との信頼関係を構築した。その結果、服薬の必要性に対する患者の理解が高まり、服薬状況も改善、薬物療法の効果が上がった事例を報告する。

2. 実践した具体的内容

【症例】74歳11ヵ月、女性

【嗜好品】喫煙なし、飲酒あり（1〜2合・毎日）

【現病歴】うつ病、アレルギー性鼻炎、めまい、不眠症、加齢性難聴

【現治療薬】

＊ 精神神経科：パロキセチン錠10mg 2錠、エチゾラム錠0.5mg 3錠、酪酸菌製剤錠6錠、ウルソデオキシコール酸100mg 3錠、ゾルピデム錠10mg 1錠、ブロチゾラム錠0.25mg 1錠

＊ 内科：フェキソフェナジン錠60mg 2錠、メコバラミン錠500mg 3錠、ニコチン酸トコフェロール200mg 3P、メシル酸ベタヒスチン錠6mg 3錠、ジフェニドール錠3錠、フロセミド錠40mg 1錠、ドンペリドン錠10mg 3錠、クロチアゼパム錠5mg 3錠、クラシエ抑肝散加陳皮半夏2包

【介入前の経過】

先発品に強いこだわりがある。初回問診票の記入を拒否されており、それ以来患者情報が不明な状態となっていた。以前から、薬剤師はじめ医療事務その他スタッフの対応の悪さを非難していた。服薬指導中にも突然カッとなって大きな声を出す頻度が高かった。また、娘も頻繁に来局して薬局対応にクレームをつけていた。このようなことから電子薬歴中には「クレーマー注意」との記載があった。

【介入後の経過】

2016年3月XX日　薬局混雑時、白杖をつく兄同伴で来局。約40分後に投薬のため、お声が

続く➡

修正後

After

続き➡

けしたところ、「2時間以上待たされて疲れた。ここは薬剤師がすぐに辞めてコロコロ変わるし、ま
ともな対応ができる薬剤師がいたためしがない」、「**ジェネリックは体に悪いのに、知らないうちに薬
剤師が勝手に GE に変更していた**」と激怒し、その後も暴言を吐き続ける。

　初対面の患者だったため、薬歴をさかのぼり調べた結果、2012年8月から医師がジェネリック医
薬品を処方していたことが判明したのでその旨説明すると、「今まで説明がなかった」と激昂され
た。そこで、まず患者の暴言に触発されて感情的な言動をとらないよう、自身の怒りをコントロールす
るアンガーマネジメント[1)2)]を実践した。それから約90分かけて患者と兄の話しを聴きながら、経緯
などを説明した。その結果、次のようなことがわかった。

【患者の怒りの原因】

① 耳が遠く医師、薬剤師、医療事務の声を聴き取れず、話の内容が理解できていない

② 病院と薬局での一部負担金を自力で支払えないため、兄（障害者年金受給）の同伴が必要

③ 兄が視力障害2級のため明るいうちに帰宅したいが、毎回待ち時間が長く暗くなってしまう

④ 「ジェネリック医薬品は体に悪い」、「薬は体調に合わせて自分で調整して飲めばよい」という
　持論

⑤ 「不眠症で眠れない苦しみをわかってくれない」と訴えるが、昼寝が長く昼夜逆転している

【薬剤師の今後の対応】

① 処方箋受付時に、待ち時間・調剤完了予定時間を受付用紙に記載してお知らせしておく

② 薬袋の薬品名の横に簡易な薬効を記載することで、一目で薬の使用目的が理解できるように
　配慮

③ 医薬品情報にジェネリック薬に対応する先発品の名前と簡易な薬効を記載する

　2016年5月XX日　残薬が多い一方で、PTPからうまくとりだせず紛失して飲めていない薬もあ
ると判明したため、患者に日付印字の一包化調剤を提案し、疑義照会し許可を得た。

　2016年6月　持参された残薬を疑義照会後、日付印字の一包化調剤を行った。

　2016年7月　自己調整による服薬拒否はなくなり、自覚するめまい発作を起こさなくなった。

3. プライマリ・ケアに関する考察

　過去に対応した薬剤師は、患者の加齢性難聴に気づかず、すぐに怒るクレーマーと判断し、患
者とは心の距離をおいていた結果、良好なコミュニケーションをとることが困難になっていた。そこで、
次に示すアンガーマネジメント[1)2)]はじめ、笑顔の印象を良くするスマイルトレーニング[3)]、目標達成
のための自発的行動を促すコーチング[4)]の技法を活用してコミュニケーション改善を図った。

① アンガーマネジメント:コーピングマントラ（自分を落ち着かせるために心の中で唱える言葉）とし

続く➡

必須領域

B　修正後

続き➡

て「大丈夫！私は笑顔の薬剤師」と唱えながら、暴言に反射しないよう努めた。

② アンガーマネジメント：呼吸リラクゼーションで呼吸を整え、自律神経の乱れを防ぐことで思考と行動をコントロールし、自らの怒りの感情がコミュニケーションに悪影響を及ぼさないように努めた。

③ スマイルトレーニング：ひとの第一印象は0.5秒で決まるといわれている。患者の訴える内容に合わせて、適切と考える表情と声色、声量を心掛けた。

④ コーチング：患者の訴えを相手のペースに合わせながら傾聴し、患者が抱いているサインを読み取りながら共感し、今後の治療および薬局での支援の希望などについて患者自身に語っていただいた。

　今後も、患者の心に寄り添うために、アンガーマネジメント、スマイルトレーニング、コーチングなどを活用するコミュニケーションを実践し、他の医療・介護従事者に広めていきたいと考えている。

参考文献
1) 安藤俊介.「怒り」を上手にコントロールする技術アンガーマネジメント実践講座.PHPビジネス新書：2018年
2) 戸田久実.アンガーマネジメント1分で解決！怒らない伝え方.かんき出版：2015年
3) 重太みゆき.「あなたのお客様が不思議なくらい増える」伝説の気づかい.三笠書房：2014年
4) 飯山晄朗.いまどきの子のやる気に火をつけるメンタルトレーニング.秀和システム：2015年

必須領域 B

コラム

アンガーマネジメント

　人の感情には喜怒哀楽がある。それぞれの感情に優劣はないが、とりわけ怒りの感情は取り扱いが難しい。しかし、「我慢することが美徳」とされる傾向にある日本では、教育現場で怒りの感情について学ぶ機会がなかった。

　アンガーマネジメントは、1970年代に米国で生まれたとされる怒りの感情と上手に付き合うための心理教育、心理トレーニングである。怒らないことが目的ではなく、怒りで後悔しないように、怒る必要のあることは上手に怒り、怒る必要のないことは怒らなくて済むようになることが目的である。

　人の命に係わる医療・介護の現場には、間違いがあってはならないというプレッシャーが常にかかっている。また、もし患者・家族からの心無い言動、過剰な要求に対応する際、医療・介護従事者が感情的な言動をとってしまうと、患者側がハラスメントを受けたと感じてクレームに発展してしまう危険性もある。そして、この怒りは人から人へと伝搬し、平時ではあり得ないヒューマン・エラーにつながることがある。共に働くスタッフ同士、多職種連携においても、怒りの感情によるコミュニケーションエラーが生じるケースもある。一方、怒りの感情を表出できずにがまんし、感情を押し込めることでストレスとなり、心身に支障をきたし、貴重な人材が離職してしまうという可能性もある。

　医療・介護従事者が、患者や共に働くスタッフの心理に配慮しながら自分や周りの人にとって、長期的に健康的かどうかをアンガーマネジメント的思考で分析し、怒りの感情が生まれたときに自身の衝動・思考・行動をコントロールすることにより、医療コミュニケーション力が向上し、よりよい医療環境に変わっていくのではないだろうか。

（髙橋 直子）

参考文献
安藤俊介.「怒り」を生かす 実践アンガーマネジメント. 朝日文庫；2020年

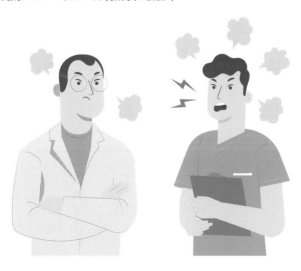

必須領域 **C** 服薬指導・支援

▎必須領域Cの特徴

　服薬アドヒアランス低下の要因には、色々な意味での服薬のしにくさ、あるいは患者の服薬自体への抵抗感などがある。具体的には、加齢等による嚥下能力の低下や認知機能の低下、あるいは手足が不自由であること、さらに薬の剤型、味などが服薬のしにくさにつながる。服薬することに対する抵抗感の要因には、患者の病識・薬識不足や薬に対する誤解、あるいはマスコミ等に流れる誤った情報の確信など様々なものがある。

　これら多様な要因を背景に、処方された薬が期待された薬効を発揮せず、病状・症状の改善につながらないといった事態に至ることも少なくない。

　この項では、服薬アドヒアランスが低下している患者について、薬剤師が患者インタビューなどを介してその低下要因を考察し、判明した低下要因を踏まえた服薬指導・支援を行うことで服薬アドヒアランスを向上させたという事例をもとに、服薬指導・支援の実践内容について整理する。

C 修正前

Before-01

ポートフォリオ事例報告書（認定薬剤師・更新用）

氏　　　名	○○　　○○	認定薬剤師番号	第XXXXXXX号
事例時期	2011年4月XX日　〜　2017年7月XX日（終了・⟨継続⟩）		
領　　　域	C：服薬指導・支援	事例発生場所	⟨薬局⟩・病院・在宅・その他
表　　　題	製剤の包装形態を変えたことで劇的に服薬状態がよくなり症状が改善した1例		

1. その事例を選んだ理由

　潰瘍性大腸炎やクローン病は10〜20歳代をピークとして発病し、一般に緩解と再燃を繰り返すといった慢性の経過をたどるため、患者の生活の質に大きく影響する疾患である。この治療に使用する栄養補助剤にはエレンタール配合内用剤（以下「エレンタール」）があるが、これはタンパク源がアミノ酸のため臭いが強く、そのまま服薬することが難しい。この度、フレーバー使用やゼリーやムースなどの工夫をしても、決められたとおりに服薬できなかった患者が、アルミ袋入りの製剤から、ボトル入りの製剤にかえたことで正しく服薬できるようになり、症状が安定し、生活の質を改善することができたので報告する。

2. 実践した具体的内容

【症例】男性　26歳
【現病歴】クローン病
【現治療薬】ペンタサ錠500mg 6錠、ミヤBM錠3錠、イムラン錠50mg 1錠、エレンタール320g、レミケード
【経過】2011年4月　初診時患者は20歳。すぐに下痢をするためアサコール錠400mg 9錠とタンナルビン3gの内服で治療を行っていた。約2年間同処方で経過。アドヒアランスは良好。この時点では潰瘍性大腸炎の食事の注意として脂質の多い食物やカレーなどの刺激物を避けるように指導した。

　2013年5月　一時的に状態悪化時にプレドニン錠5mg 6錠追加。プレドニンの服薬頻度が多くなる。

　2013年10月　症状悪化で入院。

　2013年12月　退院後、ペンタサ錠500mg 8錠、エレンタール480gに処方変更。その後もプレドニン錠継続。この年の悪化は就職したことによるストレスからきている可能性が高かった。

　2014年3月　クローン病と診断される。

　2014年4月　栄養が取れず口内炎もできた。本人からエレンタールは補助的に使用し、食事から栄養が取りたいと申し出があった。エレンタールの服薬にはフレーバーを各種紹介して試していた

続く➡

必須領域 C 修正前

Before-01

続き➡

だき、梅味を使用することになった。

　5月になってもエレンタールの服薬状態は改善されず、本人は仕事もしていて忙しいため母が来局。フレーバーで味と香りを付けて飲む方法、ゼリーやムースにして飲む方法を紹介した。同じ方法を続けるのではなく、各方法取り混ぜて変化をつけた方がよいとアドバイスした。

　2014年8月　症状改善されず、イムラン錠50mg 1錠開始。

　2014年10月　レミケード開始。

　2014年12月　レミケードの使用で小康状態に改善。プレドニン錠5mg 1錠に減量。エレンタールは飲んだり飲まなかったりで残っている。

　2015年2月　プレドニン錠5mg中止。エレンタールは梅フレーバーで飲めるようになってきた。普段は仕事があるので服薬しにくいとのこと。話し合いで、会社休日の土曜日に頑張って服薬してもらうことになった。

　2015年8月　エレンタールは1日2パックも飲んでいない。食事がとれないときにしか服薬していないとのこと。クローン病の食事の留意点を参考に、エレンタールは食事と併用して服薬するように指導。

　2015年12月　梅フレーバーは飽きてきたというのでコンソメ味を提案。

　2016年2月　今までは職場にはエレンタールを持って行っていかず、昼は服薬していなかったそうなので、ボトルタイプのエレンタールをお勧めした。アルミパックのものは同僚の手前、服薬しにくいとのことだったが、処方の半量をボトルタイプにして試したところ1日4回服薬できるようになった。

　2016年8月　エレンタールは全てボトルタイプに変更。1日5回服薬できるようになった。

　2016年11月　最近体重も増えて気力が出てきたとのことで、ジムに通っている。

3. プライマリ・ケアに関する考察

　服薬アドヒアランスの悪さを味のためと考え、試行錯誤したが、患者が仕事に出ていることや年齢を考えると、人前で服薬することに対する抵抗感が大きかったことがわかった。時間はかかったが、このように患者の生活状況をしっかり聞き取り、考えることが真のかかりつけ薬剤師として必要なことだと感じた事例である。服薬の方法を考えるときに、容器の外観も要素に入るべきことがわかり視野が広がった。

参考文献
1)「エレンタール配合内用剤」添付文書2016年4月改定（第8版）EAファーマ（株）発行
2)「潰瘍性大腸炎患者さんのための治療の手引き」北野厚生・小林絢三監修　社会医療法人若弘会発行
　http://www.wakakoukai.or.jp/kitano/handbook.pdf
3)"難病情報センター" http://www.nanbyou.or.jp/entry/218　2018年7月15日アクセス
4)"東京医科歯科大学消化器内科潰瘍性大腸炎・クローン病先端治療センター"
　http://www.tmd.ac.jp/grad/gast/ibd_6.html　2018年7月15日アクセス
5)「クローン病の食事療法の留意点」、『日経ドラッグインフォメーション』2014年4月号、日経BP社

あなたの評価

　事例をよく読み、第2章「2. ポートフォリオの評価」を参考にして
評価表に自分なりの点数を書き入れてみよう。

実際に
点数を書いて
みましょう！

必須領域 **C**

評　価　表

大変よい … **3点**　　よい … **2点**　　普通 … **1点**　　不十分 … **0点**

[評価項目]　　　　　　　　　　　　　　　　　　　[点数]

		[評価項目]	[点数]
書き方	**1** 記述量	● 少なすぎたり、多すぎたりしないか。	
	2 文体	● 誤字、脱字はないか。 ● 適切に句読点が使われているか。 ● 表記や文体に統一性はあるか。	
	3 引用	● 文献や資料を十分に調査・収集し、 　引用元を表記しているか。	
	4 カバーレター （領域と表題）	● 選択した領域は内容に合っているか。 ● 内容を端的に表した表題であるか。	
	5 論理的整合性	● 全体の論旨が通っているか。 　① 伝えたいことは明確か。 　② 論旨がぶれずに展開されているか。 　③ 図やグラフを使うなど見やすさの工夫はあるか。 　④ わかりやすい表現か、簡潔な文章か。	
内容	**6** 事例の内容の 妥当性	● 総合的に妥当な内容が記述されているか、 　理論の援用が妥当か。 　① 現状から必要な情報が得られているか。 　② 判断や評価のエビデンスはあるか。 　③ 原因の妥当性はあるか。 　④ 原因を取り除く現実的な解決策であるか。	
	7 事例の多面的な 記述	● 独断や知識不足による飛躍や見落としはないか。	
	8 振り返り	● 多角的な視点で事例や自己の分析ができているか。 ● 今後の課題が具体的に提示されているか。	
合計点数			点

全体の評価

合計点数	14点 / 24点満点

　このポートフォリオは、患者の服薬アドヒアランスが低い要因を薬の「味」だと思っていたところ、患者インタビューから「他人の前で服薬することに対する抵抗感」が要因であったと判明し、その真の原因を踏まえて服薬支援することで服薬アドヒアランスが向上し、病状が安定したという事例である。

　報告者は、エレンタールを服薬しやすくするために、フレーバーで味と香りを付けて飲む方法、ゼリーやムースにして飲む方法を紹介し、患者が自分に合った服薬法を選択できるようアドバイスしている。

　また報告者は、患者が薬を職場に持って行かず、昼は服薬していないということに対して、すぐに持ち運びやすいボトルタイプを提案し、服薬状況の改善を行っている。ボトルタイプへの変更により、従来は1日2パックから、5パック服薬ができるようになり病状が安定した。服薬アドヒアランスの向上に薬剤師が関わることで薬物療法が円滑に進んだという良い事例である。さらに、2013年4月から2019年7月までと、6年以上という長い期間、継続して患者と関わり、患者の生活状況や服薬に対する抵抗感などまで聞き逃さずに対応していることもプライマリケアの実践者として評価できる。

　このポートフォリオの記述方式は、経過を時系列に記述しており、読む側にとってもわかりやすい。また、文章は羅列することなく簡潔明瞭であり、どの時点で、どのような変化があったのかが把握しやすい。服薬開始時期や中止時期、並びに病状についての記述もあり、患者の病状経過の把握もしやすくなっている。

　このポートフォリオの全体評価は14点であり、書き方に関する課題としては、時系列に並べられた個々の事実・事象はわかるが、そうした事実・事象に関する根拠が具体的に明示されていないため、どうしてそうなったのかが全くわからなくなっているなどいくつかの課題が見受けられた。

　そこでこの項では、さらに評価されるポートフォリオに改善するため、評価表の評価項目のうち、下記3項目を中心に、修正・改善ポイント等について解説する。

5 **① 論理的整合性** (伝えたいことは明確か)

6 **① 事例の内容の妥当性** (現状から必要な情報が得られているか)

6 **② 事例の内容の妥当性** (判断や評価のエビデンスはあるか)

あなたの
採点と比べて
みましょう！

必須領域
C

評　価　表

大変よい … **3点**　　よい … **2点**　　普通 … **1点**　　不十分 … **0点**

		［評価項目］	［点数］
書き方	①　記述量	● 少なすぎたり、多すぎたりしないか。	3
	②　文体	● 誤字、脱字はないか。 ● 適切に句読点が使われているか。 ● 表記や文体に統一性はあるか。	3
	③　引用	● 文献や資料を十分に調査・収集し、 　引用元を表記しているか。	1
	④　カバーレター （領域と表題）	● 選択した領域は内容に合っているか。 ● 内容を端的に表した表題であるか。	3
	⑤　論理的整合性	● 全体の論旨が通っているか。 　① 伝えたいことは明確か。 　② 論旨がぶれずに展開されているか。 　③ 図やグラフを使うなど見やすさの工夫はあるか。 　④ わかりやすい表現か、簡潔な文章か。	1　解説 ➡ P59
内容	⑥　事例の内容の 妥当性	● 総合的に妥当な内容が記述されているか、 　理論の援用が妥当か。 　① 現状から必要な情報が得られているか。 　② 判断や評価のエビデンスはあるか。 　③ 原因の妥当性はあるか。 　④ 原因を取り除く現実的な解決策であるか。	1　解説 ➡ P61
	⑦　事例の多面的な 記述	● 独断や知識不足による飛躍や見落としはないか。	1
	⑧　振り返り	● 多角的な視点で事例や自己の分析ができているか。 ● 今後の課題が具体的に提示されているか。	1
合計点数			**14点**

必須領域
C **修正中**

Before-02

▌ ポートフォリオ事例報告書（認定薬剤師・更新用）

氏　名	○○　○○		認定薬剤師番号	第XXXXXXX号
事例時期	2011年4月XX日　〜　2017年7月XX日（終了・継続）			
領　域	C：服薬指導・支援		事例発生場所	薬局・病院・在宅・その他
表　題	製剤の包装形態を変えたことで劇的に服薬状態がよくなり症状が改善した1例			

1. その事例を選んだ理由

　潰瘍性大腸炎やクローン病は10〜20歳代をピークとして発病し、一般に緩解と再燃を繰り返すといった慢性の経過をたどるため、患者の生活の質に大きく影響する疾患である。この治療に使用する栄養補助剤にはエレンタール配合内用剤（以下「エレンタール」）があるが、これはタンパク源がアミノ酸のため臭いが強く、そのまま服薬することが難しい。この度、フレーバー使用やゼリーやムースなどの工夫をしても、決められたとおりに服薬できなかった患者が、アルミ袋入りの製剤から、ボトル入りの製剤にかえたことで正しく服薬できるようになり、症状が安定し、生活の質を改善することができたので報告する。

2. 実践した具体的内容

【症例】男性　26歳

【現病歴】クローン病

5-①b

【現治療薬】ペンタサ錠500mg 6錠、ミヤBM錠3錠、イムラン錠50mg 1錠、エレンタール320g、レミケード

【経過】2011年4月　初診時患者は20歳。すぐに下痢をするためアサコール錠400mg 9錠とタンナルビン3gの内服で治療を行っていた。約2年間同処方で経過。アドヒアランスは良好。この時点では潰瘍性大腸炎の食事の注意として脂質の多い食物やカレーなどの刺激物を避けるように指導した。

　2013年5月　一時的に状態悪化時にプレドニン錠5mg 6錠追加。プレドニンの服薬頻度が多くなる。

　2013年10月　症状悪化で入院。

　2013年12月　退院後、ペンタサ錠500mg 8錠、エレンタール480gに処方変更。その後もプレドニン錠継続。この年の悪化は就職したことによるストレスからきている可能性が高かった。

　2014年3月　クローン病と診断される。

　2014年4月　栄養が取れず口内炎もできた。本人からエレンタールは補助的に使用し、食事から栄養が取りたいと申し出があった。エレンタールの服薬にはフレーバーを各種紹介して試していた

続く➡

┃ ポートフォリオ改善の焦点と解説

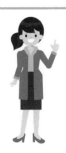

POINT

- ● 経過は焦点を絞って省略せず記述しよう

- ● 主観的ではなく客観的に判断できる情報を記述しよう

- ● 何が根拠かを具体的に記述しよう

---

5 ① 論理的整合性 (伝えたいことは明確か)

☑ **経過説明に記述すべき内容**
1. 疾患や処方内容に関する詳細な情報と変化
2. 患者やその周囲の心理社会的状況の変化
3. 患者・処方医等とのやり取りの流れ
4. 問題解決のために行ったこと

経過はあれこれ記述せず、焦点を絞って記述しよう。本ポートフォリオは、エレンタールの服薬アドヒアランス向上によりクローン病の病状が安定した事例報告であるが、特に前半の【経過】説明において、エレンタールに関わりのない記述が多い。

【経過】説明の記述は、今回のテーマであるエレンタールに関する記述を中心にすべきである。エレンタールをどの程度服薬できていたか具体的な状況を記述することで、容器の変更により服薬アドヒアランスがどう変化したかが理解しやすくなる。

◀5-①a	このポートフォリオでは、エレンタールの記述については【経過】の中で、「2015年8月　エレンタールは1日2パックも飲んでいない」、「2016年2月　……1日4回服薬できるようになった」、「2016年8月　……1日5本服用できるようになった」としか記述がないため、服用アドヒアランスの状況の変遷が把握しづらい。
◀5-①b	また、エレンタールの処方内容の記述が、「2. 実践した具体的内容」の【現治療薬】と、長期間にわたる【経過】説明のなかで、処方開始時にしかない。 　服薬アドヒアランスの状況把握は、薬物治療の適正化において最も重要な情報の一つである。服薬アドヒアランス低下は、治療効果に大きく影響し、有害事象の発現にもかかわってくる。従って、このポートフォリオでは、エレンタールの処方内容と服用状況の変遷、関連する検査値や日常生活の変化を記述することが必要といえる。エレンタールの服薬アドヒアランスと病状変化との関係性が、より明確になり、読み手に伝わり、理解されやすくなる。

必須領域
C　**修正中**

続き➡

だき、梅味を使用することになった。

　5月になってもエレンタールの服薬状態は改善されず、本人は仕事もしていて忙しいため母が来局。フレーバーで味と香りを付けて飲む方法、ゼリーやムースにして飲む方法を紹介した。同じ方法を続けるのではなく、各方法取り混ぜて変化をつけた方がよいとアドバイスした。

6-①a▶　2014年8月　症状改善されず、イムラン錠50mg 1錠開始。

　2014年10月　レミケード開始。

　2014年12月　レミケードの使用で小康状態に改善。プレドニン錠5mg 1錠に減量。エレンタールは飲んだり飲まなかったりで残っている。

　2015年2月　プレドニン錠5mg中止。エレンタールは梅フレーバーで飲めるようになってきた。普段は仕事があるので服薬しにくいとのこと。話し合いで、会社休日の土曜日に頑張って服薬してもらうことになった。

　2015年8月　エレンタールは1日2パックも飲んでいない。食事がとれないときにしか服薬していないとのこと。クローン病の食事の留意点を参考に、エレンタールは食事と併用して服薬するように指導。　◀5-①a

　2015年12月　梅フレーバーは飽きてきたというのでコンソメ味を提案。

6-②a▶　2016年2月　今までは職場にはエレンタールを持って行っていかず、昼は服薬していなかったそうなので、ボトルタイプのエレンタールをお勧めした。アルミパックのものは同僚の手前、服薬しにくいとのことだったが、処方の半量をボトルタイプにして試したところ1日4回服薬できるようになった。

　2016年8月　エレンタールは全てボトルタイプに変更。1日5回服薬できるようになった。

　2016年11月　最近体重も増えて気力が出てきたとのことで、ジムに通っている。

3. プライマリ・ケアに関する考察

　服薬アドヒアランスの悪さを味のためと考え、試行錯誤したが、患者が仕事に出ていることや年齢
6-②b▶を考えると、人前で服薬することに対する抵抗感が大きかったことがわかった。時間はかかったが、このように患者の生活状況をしっかり聞き取り、考えることが真のかかりつけ薬剤師として必要なことだと感じた事例である。服薬の方法を考えるときに、容器の外観も要素に入るべきことがわかり視　◀6-②c
野が広がった。

参考文献
1) 「エレンタール配合内用剤」添付文書2016年4月改定（第8版）EAファーマ（株）発行
2) 「潰瘍性大腸炎患者さんのための治療の手引き」北野厚生・小林絢三監修　社会医療法人若弘会発行
　http://www.wakakoukai.or.jp/kitano/handbook.pdf
3) "難病情報センター" http://www.nanbyou.or.jp/entry/218　2018年7月15日アクセス
4) "東京医科歯科大学消化器内科潰瘍性大腸炎・クローン病先端治療センター"
　http://www.tmd.ac.jp/grad/gast/ibd_6.html　2018年7月15日アクセス
5) 「クローン病の食事療法の留意点」、『日経ドラッグインフォメーション』2014年4月号、日経BP社

6 ① 事例の内容の妥当性 (現状から必要な情報が得られているか)

☑ **薬局店頭で情報を得られやすい客観的データ**

1. 血圧や脈拍など
2. 生化学検査などの血液検査値
3. 尿検査値

◀ 6-①a

　客観的に判断できる情報を記述しよう。「2. 実践した具体的内容」の【経過】説明の中で、「2014 年 8 月　病状改善されず」、「2014 年 12 月　レミケードの使用で小康状態に改善」とあるが、病状変化を示すような具体的なデータは記述されていない。客観的データを記述することにより、どのように患者の病状が変化しているかを把握しやすくなる。

　薬局店頭でも患者から得られやすい客観的データはある。この事例の場合にはクローン病が焦点となっており、血液検査項目としては赤血球数 (RBC)、ヘモグロビン (Hb) などの記述があれば、貧血の程度が推測される。また、総蛋白 (TP)、アルブミン (Alb) などから栄養状態、CRP、血沈 (ESR) から炎症状態を把握できる。このような検査値の記述があると、病状変化の説明がより理解されやすいので、患者から開示してもらった客観的データがあれば、適宜、記述するとよいだろう。

　これらのデータは個人情報であり、患者が開示してくれるとは限らない。しかし、患者との関係性によっては開示してもらえる可能性は高まる。客観的データが得られる場合は、患者対応のなかで適宜チェックし、記録することで、患者病状の経時的な把握につながる。

6 ② 事例の内容の妥当性 (判断や評価のエビデンスはあるか)

☑ **介入結果を示す記述ポイント**

1. 具体的なアプローチ内容と結果
2. 適切、効果的と言えるエビデンス内容
3. 結果と参考文・引用文献内容との整合性

◀ 6-②a

　なぜそのようにアプローチしたのか根拠を具体的に記載しよう。「2. 実践した具体的内容」の【経過】説明において、「2016 年 2 月　今まで職場にはエレンタールを持って行っていかず、昼は服用していなかったそうなので、ボトルタイプのエレンタールをお勧めした」とあるが、ボトルタイプのエレンタールを推奨した根拠が示されていない。

◀ 6-②b

　また、「3. プライマリ・ケアに関する考察」の中で、服薬アドヒアランスが悪い理由について、唐突に「『他人の前で服用することに対する抵抗感』が大きかったことがわかった」と記述しているが、なぜそう判断できたのかの根拠が示されていない。患者との会話から得られた情報を元に、どう判断したのか、また、患者にボトルタイプへの変更を提案した根拠について具体的に記述すると、読む側により理解されやすくなる。

◀ 6-②c

　さらに「考察」の中で、服薬アドヒアランスに対する「容器の外観」の影響があることを示唆しているが、【経過】の中で、具体的に容器の変化によって服薬状況がどう変化したかを記述すると、容器外観と服薬への抵抗感の理由がより明確になるだろう。

参考文献　草場鉄周. ポートフォリオ実例集. 南山堂. 2018.7.1：4-5

必須領域 **C**	**修正後**

■ ポートフォリオ事例報告書（認定薬剤師・更新用）

氏　　名	○○　○○		認定薬剤師番号	第XXXXXXX号
事例時期	2011年4月XX日　〜　2017年7月XX日（終了・継続）			
領　　域	C：服薬指導・支援		事例発生場所	薬局・病院・在宅・その他
表　　題	製剤の包装形態を変えたことで劇的に服薬状態がよくなり症状が改善した1例			

1. その事例を選んだ理由

　潰瘍性大腸炎やクローン病は10〜20歳代をピークとして発病し、一般に緩解と再燃を繰り返すといった慢性の経過をたどるため、患者の生活の質に大きく影響する疾患である。この治療に使用する栄養補助剤にはエレンタール配合内用剤[1]（以下「エレンタール」）があるが、これはタンパク源がアミノ酸のため臭いが強く、そのまま服薬することが難しい。この度、フレーバー使用やゼリーやムースなどの工夫をしても、決められたとおりに服薬できなかった患者が、アルミ袋入りの製剤から、ボトル入りの製剤にかえたことで正しく服薬できるようになり、症状が安定し、生活の質を改善することができたので報告する。

2. 実践した具体的内容

【症例】男性　26歳

【現病歴】クローン病

【現治療薬】ペンタサ錠500mg 6錠、ミヤBM錠3錠、イムラン錠50mg 1錠、エレンタール320g、レミケード

【経過】2011年4月　初診時患者は20歳。すぐに下痢をするためアサコール錠400mg 9錠とタンナルビン3gの内服で治療を行っていた。約2年間同処方で経過。アドヒアランスは良好。食事の注意として脂質の多い食物やカレーなどの刺激物を避けるように指導した。

　2013年5月　一時的に状態悪化時にプレドニン錠5mg 6錠追加。プレドニンの服薬頻度が多くなる。

　2013年10月　下痢がひどく食事もとれなくなり体重が減少。体力も低下したため入院。

　2013年12月　退院後処方：ペンタサ錠500mg 8錠、プレドニン錠5mg 6錠、エレンタール480g。ここからエレンタール開始。この年の悪化は就職したことによるストレスからきている可能性が高かった。

　2014年3月　クローン病と診断される[2][3][4]。

　2014年4月　エレンタールを服薬し始めてから4か月であったが、栄養が取れず口内炎もできた。本人から「エレンタールは補助的に使用しているので半分くらいしか飲んでいない、食事から栄養

続く➡

修正後

After

続き➡

が取りたい」と申し出があったが、もう少しエレンタールの服薬量を増やす必要があると考え、フレーバーを各種紹介して試していただき、梅味を使用することになった。

5月になってもエレンタールは半分しか服薬していない。本人は仕事で忙しいため母が来局。フレーバーで味と香りを付けて飲む方法、ゼリーやムースにして飲む方法を紹介した。同じ方法を続けるのではなく、各方法取り混ぜて変化をつけた方がよいとアドバイスした。

2014年8月 下痢、腹痛が続き、体重も減少したまま。イムラン錠50mg 1錠開始。状態の把握のため、血液検査値をお聞きしたが確認はできなかった。

2014年10月 レミケード開始。

2014年12月 レミケードの使用で下痢と腹痛が少し楽になったとのこと。プレドニン錠5mg 1錠に減量。エレンタールは飲んだり飲まなかったりで半分くらい残っていた。

2015年2月 プレドニン錠5mg中止。「昼は会社だからエレンタールは服薬しにくい」とのこと。話し合いで、会社休日の土曜日に頑張って服薬してもらうことになった。

2015年8月 「エレンタールは1日2パックも飲んでいない。食事がとれないときにしか服薬していない」とのこと。クローン病の食事の留意点[5]を参考に、エレンタールは食事と併用して服薬するように指導。

2016年2月 会社にはエレンタールを持っていかないので昼は服薬していないと聞く。同僚が普通に昼食を食べているのに、自分だけ粉を溶かして飲んでいるのが嫌だという話であった。今まで服薬アドヒアランスの悪さを味のためと思い込んでいたが、それだけでなく自分だけ明らかに人と違うものを飲んでいるという、見た目の恥ずかしさのようなものがアドヒアランスに影響していたことがわかる。そこで、見た目が普通の市販飲料に似ているボトルタイプのエレンタールを紹介した。ご本人も「これだとペットボトル飲料を飲んでいるようにみえる」と納得されたので、処方の半量をボトルタイプにして試したところ、1日4回服薬できるようになるほどアドヒアランスが向上した。

2016年8月 エレンタールは全てボトルタイプに変更。1日5回服薬できるようになった。

2016年11月 最近体重も増えて気力が出てきたとのことで、ジムに通っている。

3. プライマリ・ケアに関する考察

経腸栄養剤の味に関する論文はあるが、経腸栄養剤の容器（見た目）が服薬に及ぼす影響についての論文は希である。今回の事例は、当初、服薬困難の原因がエレンタールの味や臭いによる影響と思い込んでいた。しかし、実際には内服薬の容器の形状が影響しており、他の容器に変更したことで服薬アドヒアランスが向上した。このような事例は他の医薬品においてもあり得ることと思われる。今後、他の服薬アドヒアランスの良くない患者でも検討してみたい。

患者の嗜好だけでなく、何に困って、何が嫌なのか、また、どの時間に誰と生活を共にしているのかなど行動パターンをしっかり聞き取り、考えることが必要だと感じた。

続く➡

必須領域
C　**修正後**

続き➡

参考文献

1）「エレンタール配合内用剤」添付文書2016年4月改定（第8版）EAファーマ（株）発行

2）「潰瘍性大腸炎患者さんのための治療の手引き」北野厚生・小林絢三監修　社会医療法人若弘会発行
　〈http://www.wakakoukai.or.jp/kitano/handbook.pdf〉

3）"難病情報センター"〈http://www.nanbyou.or.jp/entry/218〉2018年7月15日アクセス

4）"東京医科歯科大学消化器内科潰瘍性大腸炎・クローン病先端治療センター"
　〈http://www.tmd.ac.jp/grad/gast/ibd_6.html〉2018年7月15日アクセス

5）「クローン病の食事療法の留意点」、『日経ドラッグインフォメーション』2014年4月号日経BP

ミ ニ 解 説

クローン病とは

　クローン病は炎症性腸疾患のひとつで、主として若年者にみられ、口腔から肛門に至るまで消化管のどの部位にも炎症や潰瘍（粘膜が欠損すること）が起こり得る原因不明の疾患である。中でも小腸と大腸を中心とした小腸末端部が炎症や潰瘍の好発部位である。非連続性の病変（病変と病変の間に正常部分が存在すること）を特徴とし、腹痛や下痢、血便、体重減少などが生じる。

　現在、本疾患の根本的な治療法はなく、治療の目的は病気の活動性をコントロールして患者のQOLを高めることにある。そのため、病変部位や炎症の程度、疾患パターンなどに応じて薬物療法、栄養療法、外科療法を用い、症状を抑えたり、炎症の再燃を予防したりすることとなる。病変部位や炎症程度別の治療法に関して数多くのエビデンスが示されているが、治療にあたっては患者にクローン病がどのような病気であるかを良く説明し、患者個々の社会的背景や環境を十分に考慮して治療法を選択する、とされている。

　栄養状態を改善することのほかに、腸管の安静と食事からの刺激を取り除くことで、腹痛や下痢などの症状の改善、消化管病変の改善が認められるという。病気の活動性や症状が落ち着いていれば、通常の食事も可能である。ただし、食事による病態の悪化を避けることが最も重要であり、一般的には低脂肪、低残渣（消化しにくい食物繊維の少ない）の食事が奨められている。症状が出る活動期には、主に5-アミノサリチル酸製薬（ペンタサやサラゾピリン）、副腎皮質ステロイドや免疫調節薬（イムランなど）などの内服薬が用いられる。症状が改善しても、5-アミノサリチル酸製薬と免疫調節薬は再燃予防のために継続して投与が行われる。また、これらの治療が無効であった場合には、抗TNFα受容体拮抗薬（レミケードやヒュミラ）が使用される。

（長江 弘子）

参考文献
"難病情報センター"クローン病（指定難病96）　http://www.nanbyou.or.jp/entry/81　2019年6月28日アクセス
クローン病診療ガイドライン（2011年10月) http://minds4.jcqhc.or.jp/minds/CD/crohn_cpgs_2011.pdf

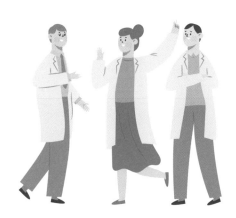

必須領域
D | プライマリ・ケアにおける薬物治療

▎必須領域Dの特徴

　薬剤師の役割は「薬物療法における安全確保と質の向上、医薬品の適正使用」にある。そしてプライマリ・ケアにおいて必要な要素ACCCA（近接性、包括性、協調性、継続性、責任制。「必須領域Aの特徴」参照）に基づいた「より良い医療の提供」が、薬剤師の役割とされている。

　すなわち疾患という一つの側面からだけではなく、患者を中心にした全人的視点から、薬剤師として問題点を探り、関係する多職種とともに問題解決していくプロセスを経て、その患者にとってより適正な薬物療法を提供することである。

　この領域では、日々の調剤業務において、患者のみならず介護者（家族等）にとってもより良い医療提供のため、疑義照会に基づいた処方提案、ポリファーマシーへの対応、EBMおよびガイドラインに基づく薬物治療、緩和ケアへの取り組みなどが含まれる。

　この項では在宅医療への移行希望患者の事例から、病院薬剤師が薬物療法に介入することにより在宅医療を可能にした実践の内容について整理する。

修正前

Before-01

▌ ポートフォリオ事例報告書（認定薬剤師・更新用）

氏　　名	○○　○○	認定薬剤師番号	第XXXXXXX号
事例時期	2016年5月XX日　〜　2016年7月XX日（終了・継続）		
領　　域	D：プライマリ・ケアにおける薬物治療	事例発生場所	薬局・病院・在宅・その他
表　　題	**疼痛コントロールを行い、介護者の内服管理も容易にし、自宅退院できた1例**		

1. その事例を選んだ理由

　日本政府は、高齢者の尊厳の保持と自立生活の支援の目的のもとで、可能な限り住み慣れた地域で、自分らしい暮らしを人生の最期まで続けることができるよう、地域の包括的な支援・サービス提供体制（地域包括ケアシステム）の構築を推進している[1]。適宜、在宅で過ごせるよう医療を提供することは重要だが、入院から在宅医療へ移行するためには、疼痛コントロールも含めて、生活・療養環境に応じた処方内容の調整など薬剤師の関わりは重要である。今回の症例では、疼痛コントロールをはじめとして、在宅においても服用を継続できるように介入した事例を経験したので報告する。

2. 実践した具体的内容

【症例】84歳　男性
【主病名】化膿性椎体炎
【アレルギー歴・副作用歴】なし
【入院時服用薬】
〈他院 外科より〉
　　ラベプラゾールナトリウム錠 10mg分1 朝食後
　　セレコキシブ錠 400mg分2 朝・夕食後
　　カモスタットメシル酸塩錠 300mg分3 毎食後
　　大建中湯エキス顆粒 7.5g分3 毎食前
　　アセトアミノフェン錠 400mg 疼痛時
〈他院 泌尿器科より〉
　　ミラベグロン錠 50mg分1 朝食後
　　シロドシン錠 8mg分2 朝・夕食後
〈他院 内科より〉
　　ベニジピン塩酸塩錠 4mg分1 朝食後
【経過】
　　今回の症例は、化膿性脊椎炎にて当院（主診療科：外科、併診：総合内科）へ入院、抗菌薬

続く➡

続き➡

化学療法を主として行われることとなった。患者の訴えとして疼痛が強く、医師と相談しながら、疼痛コントロールを行った。

　Day 1より頓服にて使用していたアセトアミノフェン錠を定期内服（1600mg分4 毎食後・就寝前）へ変更、Day 2よりトラマドール塩酸塩錠100mg 分4 毎食後・就寝前を開始した。Day 9よりトラマドール塩酸塩錠200mg分4 毎食後・就寝前、Day 12よりトラマドール塩酸塩錠300mg分4 毎食後・就寝前へ増量した。しかしながら内服での疼痛コントロールは困難となり、Day 13よりフェンタニルクエン酸塩注40μg/hr持続静注へスイッチし、疼痛コントロールが得られてきた。その後、疼痛の改善がみられていき、疼痛状況に応じてテーパリングし、フェンタニルクエン酸塩注10μg/hrにて疼痛コントール安定後3日目に、トラマドール塩酸塩錠200mg分4 毎食後・就寝前へスイッチした。

　その後、疼痛コントロール良好、同量継続の方針となり、1日1回服用でよいトラマドール塩酸塩徐放錠200mg分1 朝食後へスイッチした。また、退院前カンファレンスも開催された。すでに入院前から訪問看護サービスを利用していた。内服薬管理については妻の協力が得られるが、3つの医療機関を継続して受診・内服管理するのは大変であるとのことであった。

　退院後は以前からのかかりつけ医で今回より訪問診療開始する医師に処方を一元化、その他の医療機関の受診頻度を減らす方針となり、退院時薬についてもまとめて一包化調剤となるように調整した。かかりつけであった他院泌尿器科の了承も得られた。医療機関や保険薬局への情報伝達は医師と協働して情報提供書等を作成した。医療ソーシャルワーカー、ケアマネージャーの協力も得られ、円滑に情報提供することができ、継続処方に関しても対応していただけることができた。

3. プライマリ・ケアに関する考察

　疼痛に対する治療で主役となるのは鎮痛剤の使用である。WHO方式がん疼痛治療法における「鎮痛薬の使用法」は、治療にあたって守るべき「鎮痛薬使用の5原則」（by mouth, by the clock, by the ladder, for the individual, with attention to detail）と、痛みの強さによる鎮痛薬の選択ならびに鎮痛薬の段階的な使用法を示した「三段階除痛ラダー」から成り立っている[2]。

　また、オピオイドスイッチングの際には、投与量の確認、効果・副作用のモニタリングが重要となる。今回の症例においても、鎮痛薬を適正に管理することができたと考えられる。一方、個々の患者に合わせた疼痛コントロールを考えていく難しさを感じた症例でもあり、個々の患者に寄り添った様々な薬物療法の提案ができるように知識をアップデートしていきたい。

参考文献
1) 厚生労働省. 地域包括ケアシステムの実現に向けて. 東京：厚生労働省.［cited 1 May 2017］. Availablefrom：https://www.mhlw.go.jp/stf/seisakunitsuite/bunya/hukushi_kaigo/kaigo_koureisha/chiiki-houkatsu/
2) 日本緩和医療学会 編. がん疼痛の薬物療法に関するガイドライン2014年版. 第2版. 東京：金原出版；2014.

▍あなたの評価

　事例をよく読み、第2章「2. ポートフォリオの評価」を参考にして
評価表に自分なりの点数を書き入れてみよう。

実際に
点数を書いて
みましょう!

必須領域
D

評　価　表

大変よい … **3点**　　よい … **2点**　　普通 … **1点**　　不十分 … **0点**

		［評価項目］	［点数］
書き方	**1 記述量**	● 少なすぎたり、多すぎたりしないか。	
	2 文体	● 誤字、脱字はないか。 ● 適切に句読点が使われているか。 ● 表記や文体に統一性はあるか。	
	3 引用	● 文献や資料を十分に調査・収集し、 　引用元を表記しているか。	
	4 カバーレター **（領域と表題）**	● 選択した領域は内容に合っているか。 ● 内容を端的に表した表題であるか。	
	5 論理的整合性	● 全体の論旨が通っているか。 　① 伝えたいことは明確か。 　② 論旨がぶれずに展開されているか。 　③ 図やグラフを使うなど見やすさの工夫はあるか。 　④ わかりやすい表現か、簡潔な文章か。	
内容	**6 事例の内容の 妥当性**	● 総合的に妥当な内容が記述されているか、 　理論の援用が妥当か。 　① 現状から必要な情報が得られているか。 　② 判断や評価のエビデンスはあるか。 　③ 原因の妥当性はあるか。 　④ 原因を取り除く現実的な解決策であるか。	
	7 事例の多面的な 記述	● 独断や知識不足による飛躍や見落としはないか。	
	8 振り返り	● 多角的な視点で事例や自己の分析ができているか。 ● 今後の課題が具体的に提示されているか。	
合計点数			点

┃ 全体の評価

合計点数	12点 / 24点満点

　このポートフォリオは、高齢化の急速な進展に対応し地域包括ケアシステムの構築が推進される中、病院薬剤師である報告者が、高齢入院患者の在宅医療への移行に向け、緩和ケアを含めた処方を提案するなど、退院後の在宅医療を担う多職種との連携・協働に関わったことで、患者一人一人にとって最適な医療を提案することの難しさを学んだという事例である。

　退院を希望する患者によっては、安定した疼痛コントロールが必要となる。この事例では、入院中は患者の痛みの状態に合わせた薬剤調整や副作用モニタリングにより疼痛コントロールがされていた。さらに、退院後は患者と妻と2人の高齢者世帯での在宅医療となることから、報告者は、在宅環境に合わせた剤型変更や一包化調剤の提案などしており、その一連の経過が時系列に示されている。

　また、退院時カンファレンスにおいて、退院後は多科受診が想定されるため、処方医の調整並びに処方薬の一元化、合わせて関連多職種への情報提供書等を作成し、提供している。これら患者が退院後スムーズに在宅医療を受けられるよう、病院薬剤師として積極的に介入し、地域へ繋ぐ役割を担っていることは、プライマリ・ケアを実践する薬剤師として高く評価される。

　ポートフォリオ記述上の評価としては、薬物療法の経過が詳しく書かれており、記述量としても十分である。表題のつけ方も読み手が、内容をイメージしやすい表記となっている。

　このポートフォリオの全体評価は12点である。書き方に関する課題としては、読み手にとっての見やすさの工夫、情報整理の仕方など。記述内容に関しては、事例内容の妥当性について若干の課題がある。そこでこの項では、さらに評価されるポートフォリオに改善するため、評価表の評価項目のうち、下記4項目を中心に、修正・改善ポイント等について解説する。

> **5** ② 論理的整合性 (論旨がぶれずに展開されているか)

> **5** ③ 論理的整合性 (図やグラフを使うなど見やすさの工夫はあるか)

> **6** ① 事例の内容の妥当性 (現状から必要な情報が得られているか)

> **6** ③ 事例の内容の妥当性 (原因の妥当性はあるか)

あなたの
採点と比べて
みましょう！

評　価　表

大変よい … **3点**　　よい … **2点**　　普通 … **1点**　　不十分 … **0点**

[評価項目]　　　　　　　　　　　　　　　　　　　　　　[点数]

		評価項目	点数	
書き方	**1** 記述量	● 少なすぎたり、多すぎたりしないか。	3	
	2 文体	● 誤字、脱字はないか。 ● 適切に句読点が使われているか。 ● 表記や文体に統一性はあるか。	2	
	3 引用	● 文献や資料を十分に調査・収集し、引用元を表記しているか。	1	
	4 カバーレター（領域と表題）	● 選択した領域は内容に合っているか。 ● 内容を端的に表した表題であるか。	2	
	5 論理的整合性	● 全体の論旨が通っているか。 　① 伝えたいことは明確か。 　② 論旨がぶれずに展開されているか。 　③ 図やグラフを使うなど見やすさの工夫はあるか。 　④ わかりやすい表現か、簡潔な文章か。	1	解説 ➡ P73
内容	**6** 事例の内容の妥当性	● 総合的に妥当な内容が記述されているか、理論の援用が妥当か。 　① 現状から必要な情報が得られているか。 　② 判断や評価のエビデンスはあるか。 　③ 原因の妥当性はあるか。 　④ 原因を取り除く現実的な解決策であるか。	1	解説 ➡ P75
	7 事例の多面的な記述	● 独断や知識不足による飛躍や見落としはないか。	1	
	8 振り返り	● 多角的な視点で事例や自己の分析ができているか。 ● 今後の課題が具体的に提示されているか。	1	
合計点数			12点	

Before-02

必須領域
D **修正中**

| | ポートフォリオ事例報告書（認定薬剤師・更新用） |

氏　　名	○○　○○	認定薬剤師番号	第XXXXXXX号
事例時期	2016年5月XX日　〜　2016年7月XX日（終了）・継続		
領　　域	D：プライマリ・ケアにおける薬物治療	事例発生場所	薬局・（病院）・在宅・その他
表　　題	疼痛コントロールを行い、介護者の内服管理も容易にし、自宅退院できた1例		

1. その事例を選んだ理由

　日本政府は、高齢者の尊厳の保持と自立生活の支援の目的のもとで、可能な限り住み慣れた地域で、自分らしい暮らしを人生の最期まで続けることができるよう、地域の包括的な支援・サービス提供体制（地域包括ケアシステム）の構築を推進している[1]。適宜、在宅で過ごせるよう医療を提供することは重要だが、入院から在宅医療へ移行するためには、疼痛コントロールも含めて、生活・療養環境に応じた処方内容の調整など薬剤師の関わりは重要である。今回の症例では、疼痛コントロールをはじめとして、在宅においても服用を継続できるように介入した事例を経験したので報告する。

5-②a ▶

◀······6-③a

2. 実践した具体的内容

【症例】84歳　男性

【主病名】化膿性椎体炎

【アレルギー歴・副作用歴】なし

【入院時服用薬】

〈当院　外科より〉

　　ラベプラゾールナトリウム錠　10mg分1　朝食後

　　セレコキシブ錠　400mg分2　朝・夕食後

　　カモスタットメシル酸塩錠　300mg分3　毎食後

　　大建中湯エキス顆粒　7.5g分3　毎食前

　　アセトアミノフェン錠　400mg　疼痛時

〈他院　泌尿器科より〉

　　ミラベグロン錠　50mg分1　朝食後

　　シロドシン錠　8mg分2　朝・夕食後

〈他院　内科より〉

　　ベニジピン塩酸塩錠　4mg分1　朝食後

【経過】

　今回の症例は、化膿性脊椎炎にて当院（主診療科：外科、併診：総合内科）へ入院、抗菌薬

続く➡

┃ ポートフォリオ改善の焦点と解説

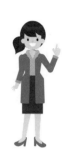

POINT

- ● 最初の選んだ理由と最後の考察の論点は合致させよう

- ● 経過の書き進め方を工夫しよう

- ● 必要な情報の選択は的確に

- ● 介入に至る原因をはっきり示そう

---

5 ② 論理的整合性 (論旨がぶれずに展開されているか)

☑ **一貫性のある記述が重要**

1. 選択理由は全体のサマリーである
2. 最後まで記述内容にぶれはないか
3. 内容が指定した領域とずれていないか

　ポートフォリオは「1. その事例を選んだ理由」「2. 実践した具体的内容」「3. プライマリ・ケアに関する考察」で構成されている。

　「1. その事例を選んだ理由」は、領域に対する事例の選択理由とともに、その実践を要約したサマリー部分でもある。各項目を通して事例の実践とその省察について一貫した記述としなければならない。

◀5-②a	「1. その事例を選んだ理由」の中段、「入院から在宅医療へ移行するためには、疼痛コントロールも含めて、生活・療養環境に応じた処方内容の調整など薬剤師の関わりは重要」とあるが、「考察」ではこの点が述べられていない。
◀5-②b	一方主なポイントから外れた、疼痛コントロールに焦点を当て「鎮痛薬使用の5原則」や「疼痛ラダー」について触れている。この事例の焦点は、あくまでも「プライマリ・ケアにおける薬物療法」という領域における実践、考察であり、入院から持続可能な在宅医療へ移行するために、病院薬剤師として処方内容の調整などに係わったことに論点を絞ると良い。

---

5 ③ 論理的整合性 (図やグラフを使うなど見やすさの工夫はあるか)

☑ **経過を見やすくするための工夫**

1. 図表使用や箇条書きの活用
2. 項目ごと (例：薬剤の変遷、多職種連携など) に分けて記載
3. 介入による変化の経緯を時系列にまとめる

必須領域
D　**修正中**

Before-02

続き➡

化学療法を主として行われることとなった。患者の訴えとして疼痛が強く、医師と相談しながら、疼痛コントロールを行った。

◀······5-②b

5-③a▶

　Day 1より頓服にて使用していたアセトアミノフェン錠を定期内服（1600mg分4　毎食後・就寝前）へ変更、Day 2よりトラマドール塩酸塩錠100mg 分4　毎食後・就寝前を開始した。Day 9よりトラマドール塩酸塩錠200mg分4　毎食後・就寝前、Day 12よりトラマドール塩酸塩錠300mg分4　毎食後・就寝前へ増量した。しかしながら内服での疼痛コントロールは困難となり、Day 13よりフェンタニルクエン酸塩注40μg/hr持続静注へスイッチし、疼痛コントロールが得られてきた。その後、疼痛の改善がみられていき、疼痛状況に応じてテーパリングし、フェンタニルクエン酸塩注10μg/hrにて疼痛コントロール安定後3日目に、トラマドール塩酸塩錠200mg分4　毎食後・就寝前へスイッチした。

◀6-③b

5-③b▶

　その後、疼痛コントロール良好、同量継続の方針となり、1日1回服用でよいトラマドール塩酸塩徐放錠200mg分1　朝食後へスイッチした。また、退院前カンファレンスも開催された。すでに入院前から訪問看護サービスを利用していた。内服薬管理については妻の協力が得られるが、3つの医療機関を継続して受診・内服管理するのは大変であるとのことであった。

　退院後は以前からのかかりつけ医で今回より訪問診療開始する医師に処方を一元化、その他の医療機関の受診頻度を減らす方針となり、退院時薬についてもまとめて一包化調剤となるように調整した。かかりつけであった他院泌尿器科の了承も得られた。医療機関や保険薬局への情報伝達は医師と協働して情報提供書等を作成した。医療ソーシャルワーカー、ケアマネージャーの協力も得られ、円滑に情報提供することができ、継続処方に関しても対応していただけることができた。

3. プライマリ・ケアに関する考察

　疼痛に対する治療で主役となるのは鎮痛剤の使用である。WHO方式がん疼痛治療法における「鎮痛薬の使用法」は、治療にあたって守るべき「鎮痛薬使用の5原則」（by mouth, by the clock, by the ladder, for the individual, with attention to detail）と、痛みの強さによる鎮痛薬の選択ならびに鎮痛薬の段階的な使用法を示した「三段階除痛ラダー」から成り立っている[2]。

◀······5-②b

　また、オピオイドスイッチングの際には、投与量の確認、効果・副作用のモニタリングが重要となる。今回の症例においても、鎮痛薬を適正に管理することができたと考えられる。一方、個々の患者に合わせた疼痛コントロールを考えていく難しさを感じた症例でもあり、個々の患者に寄り添った様々な薬物療法の提案ができるように知識をアップデートしていきたい。

参考文献
1) 厚生労働省. 地域包括ケアシステムの実現に向けて. 東京：厚生労働省.［cited 1 May 2017］. Availablefrom：https://www.mhlw.go.jp/stf/seisakunitsuite/bunya/hukushi_kaigo/kaigo_koureisha/chiiki-houkatsu/
2) 日本緩和医療学会 編. がん疼痛の薬物療法に関するガイドライン2014年版. 第2版. 東京：金原出版；2014.

◀5-③a	薬剤変更や病状の変化や入退院など事柄の変更は文章で説明するよりも表や箇条書きにして記述することで、見やすくなり、読み手が内容を把握しやすくなる。例えば Day1 ………… Day9 ………… Day13 ………… などとする。
◀5-③b	また、使用薬剤の変遷と退院後の連携部分に関しては、箇条書き部分で使用薬剤の変遷、そのあとに多職種連携について記述すると読みやすくなる。 この事例の焦点の一つ「疼痛コントロール」に関しては、入院時に疼痛緩和に用いた内服薬のセレコキシブ錠（400mg/2×朝・夕食後）と頓服アセトアミノフェン錠（400mg/疼痛時）から、退院に向けた報告者の介入による変更過程を見やすく記述すると、振り返りの際にも活用しやすくなる。

6 ① 事例の内容の妥当性 (現状から必要な情報が得られているか)

☑ **患者情報として何を取り上げるか**
 1. 患者背景など基本情報
 2. 患者の具体的な状態
 3. 課題解決につながる関連情報

　この事例の課題・焦点は「疼痛コントロールと在宅医療へのスムーズな移行」である。疼痛コントロールにおいては薬剤の効果や副作用モニタリング、その結果を踏まえた使用薬剤の変更に至る経緯に関する情報の記述が必要である。また在宅医療に移行するにあたっては、薬剤等の変更に至った理由となる患者背景や生活環境などの情報も必要である。

6 ③ 事例の内容の妥当性 (原因の妥当性はあるか)

　評価項目「原因の妥当性」は報告者が取り上げた事例の課題に関して、報告者がその原因と考える記述内容についての妥当性を問うものである。

◀6-③a	本事例では、「1. その事例を選んだ理由」で「疼痛コントロールをはじめとして、在宅においても服用を継続できるように介入した」とし課題を示している。しかし、疼痛コントロールを困難にさせる原因や、在宅移行に際し報告者が介入しなければならないと考えた原因・経緯が明確には記載されていない部分が見受けられる。
◀6-③b	また、経過説明のなかで「内服での疼痛コントロールは困難となり」とあるが、その原因が嚥下障害や疼痛状況などの患者側の原因なのか、薬剤の量的問題なのか、またどのような理由で内服ではなく注射剤を選択したのかなど具体的に記述したほうが良い。

参考文献　1）草場鉄周. ポートフォリオ実例集. 南山堂. 2018.7.1：4-5
　　　　　2）日本プライマリ・ケア連合学会. 日本プライマリ・ケア連合学会　薬剤師研修ハンドブック. 南山堂. 2014.5.20：8-12

必須領域
D　修正後

| ポートフォリオ事例報告書（認定薬剤師・更新用） |

氏　　名	○○　○○		認定薬剤師番号	第 XXXXXXX 号
事例時期	2016年5月XX日　〜　2016年7月XX日（終了・継続）			
領　　域	D：プライマリ・ケアにおける薬物治療		事例発生場所	薬局・病院・在宅・その他
表　　題	疼痛コントロールを行い、介護者の内服管理も容易にし、自宅退院できた1例			

1. その事例を選んだ理由

　日本政府は、高齢者の尊厳の保持と自立生活の支援の目的のもとで、可能な限り住み慣れた地域で、自分らしい暮らしを人生の最期まで続けることができるよう、地域の包括的な支援・サービス提供体制（地域包括ケアシステム）の構築を推進している[1]。適宜、在宅で過ごせるよう医療を提供することは重要だが、入院から在宅医療へ移行するためには、疼痛コントロールも含めて、生活・療養環境に応じた処方内容の調整など薬剤師の関わりは重要である。今回の症例では、疼痛コントロールをはじめとして、在宅においても服用を継続できるように介入した事例を経験したので報告する。

2. 実践した具体的内容

【症例】84歳　男性

【主病名】化膿性椎体炎

【既往歴】胃がん、高血圧、慢性閉塞性肺疾患、逆流性食道炎、頸椎症性脊髄症（術後）、前立腺肥大症、過活動膀胱

【生活習慣・その他】家族構成：妻と二人暮らし、ADL：杖歩行、在宅酸素療法導入あり、訪問看護を利用中（週3回）

【アレルギー歴・副作用歴】なし

【入院時服用薬】

〈当院　外科より〉ラベプラゾールナトリウム錠 10mg 分1 朝食後、セレコキシブ錠 400mg 分2 朝・夕食後、カモスタットメシル酸塩錠 300mg 分3 毎食後、大建中湯エキス顆粒 7.5g 分3 毎食前、アセトアミノフェン錠 400mg 疼痛時

〈他院　泌尿器科より〉ミラベグロン錠 50mg 分1 朝食後、シロドシン錠 8mg 分2 朝・夕食後

〈他院　内科より〉ベニジピン塩酸塩錠 4mg 分1 朝食後

【経過】

　今回の症例は、化膿性脊椎炎にて当院へ入院、抗菌薬化学療法を主として行われることとなった。患者の訴えとして疼痛が強く、疼痛コントロールも開始した。疼痛の状況や鎮痛薬の効果やオ

続く➡

修正後

続き➡

ピオイドの副作用（悪心・嘔吐、便秘、眠気など）の発現を看護師や医師と情報共有し、適宜医師への処方提案を行い薬剤調整に関与した。鎮痛薬調整の経過を以下に示す。

Day 1　セレコキシブ錠　400mg分2　継続

　　　　アセトアミノフェン錠を頓服から1600mg分4　定期内服に変更

Day 2　弱オピオイドであるトラマドール塩酸塩錠100mg分4　追加　→副作用なし

Day 9　疼痛増悪し、トラマドール塩酸塩錠を200mg分4へ増量　→副作用なし

Day 12　さらに疼痛増悪あり、トラマドール塩酸塩錠300mg分4へ増量　→副作用なし

Day 13　疼痛改善せず、トラマドール内服より強オピオイドであり投与量の調整が容易であるフェンタニルクエン酸塩注40μg/hr持続静注への変更　→副作用なし

　　　　抗菌薬化学療法により化膿性脊椎炎の改善あり、疼痛安定し疼痛状況を確認しながらフェンタニルクエン酸塩注をテーパリング

Day 22　フェンタニルクエン酸塩注10μg/hrまで減量　→疼痛安定

Day 25　トラマドール塩酸塩錠200mg分4へスイッチ　→疼痛安定

Day 30　トラマドール塩酸塩徐放錠200mg分1　朝食後へスイッチ

　退院へ向けて、以上のようにトラマドールを1回服用製剤へ変更し服用が容易になるように調整した。また、退院前カンファレンスも開催し、課題が整理された。内服薬管理については妻の協力が得られるが、3つの医療機関を継続して受診・内服管理するのは大変であるとのことであった。

　退院後は以前からのかかりつけ医でもあり、今回から訪問診療開始する医師に処方を一元化、その他の医療機関の受診頻度を減らす方針となり、退院時薬についてもまとめて一包化調剤となるように調整した。定期的に受診している他院泌尿器科の了承も得られた。医療機関や保険薬局への情報伝達は医師と協働して情報提供書等を作成した。医療ソーシャルワーカー、ケアマネージャーの協力も得られ、円滑に情報提供することができ、継続処方に関しても対応していただけることができた。

3. プライマリ・ケアに関する考察

　オピオイドスイッチングについては、投与量や副作用の確認に加え、在宅でも服用継続が容易になるように薬剤師として各処方医と調整した。家へ帰りたいという患者や家族の気持ちに答えるべく、鎮痛薬の服用回数を少なくする提案をし、疼痛コントロールにおける適正な薬物療法に寄与することができたと考えられる。プライマリ・ケアの要素は、近接性、包括性、協調性、継続性、責任性の5つである[2]。今回の事例でも、他職種との調整における協調性、入院から在宅医療へと、適正な薬物療法を繋ぐ継続性も実践できたと考えられる。

　一方、個々の患者に合わせた疼痛コントロールを考えていく難しさを感じた症例でもあり、個々の患者に寄り添った様々な薬物療法の提案ができるように知識をアップデートしていきたい。

続く➡

必須領域

D **修正後**

続き➡

参考文献

1) 厚生労働省. 地域包括ケアシステムの実現に向けて. 東京：厚生労働省. ［cited 1 May 2017］. Availablefrom：https://www.mhlw.go.jp/stf/seisakunitsuite/bunya/hukushi_kaigo/kaigo_koureisha/chiiki-houkatsu/

2) 日本プライマリ・ケア連合学会 編. 日本プライマリ・ケア連合学会薬剤師研修ハンドブック. 東京：南山堂；2014.

ミニ解説

WHO方式「三段階除痛ラダー」

がんに対するWHO方式の疼痛治療法は鎮痛薬による治療が中心となり、痛みの強さによる鎮痛薬の選択、段階的使用法を示したものが「三段階除痛ラダー」である（図）。ある鎮痛薬の増量によっても効果が不十分な場合は、段階を追って強い鎮痛薬に切り替える。その際、重要なことは、痛みの程度に応じ、最適な鎮痛薬を選択することである。

第一段階	非オピオイド鎮痛薬である非ステロイド性消炎鎮痛薬（NSAIDs）、あるいはアセトアミノフェンのいずれかを用いる。
第二段階	軽度から中等度の強さの痛みに用いられるオピオイド鎮痛薬（コデイン、ジヒドロコデイン、トラマドール）のいずれかを加えて用いる。
第三段階	中等度から高度の強さの痛みに用いられるオピオイド鎮痛薬（モルヒネ、オキシコドン、フェンタニルなど）を先に加えた薬剤から切り替えて用いる。

（文献2より）

なお、このラダーはがん性疼痛への適応を目的としている。一方、非がん性慢性疼痛におけるオピオイド治療では、副作用が忍容される最少用量から開始する。急性耐性形成とそれによる依存を予防するために、十分な観察期間を設けて緩徐に漸増を行わなければならない[3]。

（笹岡 佑樹）

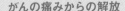

WHOによる三段階除痛ラダー（文献1より一部改変）

参考文献
1) World Health Organization. Cancer Pain Relief. 2nd ed. World Health Organization. Geneva. 1996. 15.
2) 厚生労働省医薬・生活衛生局 監視指導・麻薬対策課 編. 医療用麻薬適正使用ガイダンス. 2017. 4-5.
3) 日本ペインクリニック学会非がん性慢性疼痛に対するオピオイド鎮痛薬処方ガイドライン作成ワーキンググループ 編. 非がん性慢性疼痛に対するオピオイド鎮痛薬処方ガイドライン. 東京: 真興交易；2012. 32-40.

必須領域 E　生活習慣指導

必須領域Eの特徴

　わが国の疾病構造は、かつての感染症などの急性疾患中心の構造から、癌や循環器系疾患などの生活習慣病をはじめとした慢性疾患中心の構造へと大きく変化した。この慢性疾患の予防に対する取り組みとして当時の厚生省は2000年から「21世紀における国民健康づくり運動（健康日本21）」をスタートさせている。慢性疾患は極めて種類が多く、それぞれの疾患に伴う支援ニーズも多様であるが、中でも高血圧、がん、糖尿病、心疾患、脳血管疾患などの生活習慣病の患者の多くは、長期間にわたり治療を継続することが必要となる。その中心になるのは薬物療法であるが、喫煙、栄養・食生活、飲酒、運動など生活習慣病の原因となる生活習慣上の課題を改善することも重要になってくる。しかし、慣れ親しんだ生活習慣を、指導によって変化させることは、なかなかの難題である。

　「生活習慣指導」領域では、生活習慣病のため薬物療法を受けている患者が、薬物療法の効果を高める、あるいは疾患の状態を改善するための取り組みについて、薬剤師に相談する事例は少なくないと思われる。一方、薬剤師が服薬指導をする際に患者との会話の中から、問題点を見つけ、患者とともに解決策を探していくという事例もある。

　この項では、生活習慣改善に向けた指導事例を取り上げるが、薬剤師が患者に行動変容を促すにあたり、どのような視点でアプローチしていくべきか、という内容について整理する。

参考文献
1）厚生労働省「健康日本21（第二次）」中間評価報告書（平成30年9月）
2）厚生労働省　生活習慣病予防　https://www.mhlw.go.jp/stf/seisakunitsuite/bunya/kenkou_iryou/kenkou/seikatsu/seikatusyuukan.html（2019.10.6アクセス）
3）厚生労働省「平成29年（2017）患者調査の概況」（平成31年3月1日）

修正前

Before-01

■ ポートフォリオ事例報告書（認定薬剤師・更新用）

氏　　名	○○　○○	認定薬剤師番号	第XXXXXXX号
事例時期	2016年5月XX日　～　2016年6月XX日（終了）継続）		
領　　域	E：生活習慣指導	事例発生場所	薬局・（病院）在宅・その他
表　　題	アドヒアランス低下を改善した高齢インスリン使用患者への関わり		

1. その事例を選んだ理由

　糖尿病患者は骨折リスクだけでなく、認知症のリスクも上昇すると報告されている。わが国における75歳以上の後期高齢者人口は2015年現在、1,647万人であるが、10年後の2025年には2,179万人へと30%増加する。このため高齢の糖尿病患者も増加するため、低血糖やシックデイルール、災害時の対応などについて薬剤師は積極的に関与していく必要がある。今回の事例は高齢の患者本人とその家族も2型糖尿病であったため、家族が患者本人に替わって薬を貰っており、本人はインスリンの名前などを認識していないという事実が入院中に発覚しました。入院時から関わり、退院後にはお薬手帳を活用し、かかりつけの保険薬局との連携、外来通院時には看護師と連携を行ったので報告する。

2. 実践した具体的内容

【症例】82歳　女性

【現病歴】2型糖尿病にて2ヶ月前よりインスリン導入（ノボラピッド注・トレシーバ注）

【生活習慣・その他】普段のADL：自立（ご主人が寝たきりのため、介護）息子同居

家族歴：息子が2型糖尿病（患者本人と同じ薬剤使用）、アレルギー歴：なし

【処方薬】ノボラピッド注（8-8-8-0）、トレシーバ注（8-8-8-0）

【検査結果】HbA1C 8.8%、腎症なし

BMI 16.0kg/m²、LDL 84mg/dl 、TG 90mg/dl、BS 350mg/dl

栄養食事療法：1400kcal/日、塩分8g/日、タンパク質40g/日

【経緯とその後の経過】腰痛のため、診療所にかかり、痛み止めの注射をされた。内服の痛み止めも処方されたが症状が良くならなかった。翌日、救急要請にて、他病院に受診。その際は、痛み止めの坐薬を処方され帰宅。坐薬を使ったものの、疼痛症状が継続し、食事も取れなくなったため、再び救急要請となった。安静目的及びコルセット作成のため入院となった。

　入院時の血糖値は350mg/dlであった。入院時面談をしたところ、食事をとっていない時は、インスリンは打たなかったとのことであった。

　問題点として

① 「痛みがひどくて食事は取れなかったからインスリン注射しなかったわ。低血糖ってなに？　気持ち悪くなったことあるわ。意識がなくなったりとかはないけれど。インスリンはとりあえず、打ちなさいって先生からは言われているわ。ブドウ糖は貰ってないわ。持ち歩いてもいないし。」との発言があり、

続く➡

続き➡

シックデイルールや低血糖時の対応についての知識不足が見られた。

② 高齢であり、面談時に「お薬手帳？　持ってないわ。薬は息子がもらってきてくれているの。使っているインスリンの名前？　覚えられないわ。覚えなきゃだめなの？　無理よ。」と不安の表出があるとともに、薬剤に関しての知識不足が見られた。

③「入院中は血糖測定はしてもらっている。測る機械を渡されたけれど、やり方がわからないから家ではやっていない。」との発言があり、血糖測定の意義について理解されていなかった。

があげられた。

入院期間中に上記問題点について、それぞれ指導を行った。

ノボラピッド注はオレンジ色、トレシーバ注は黄緑色と覚えて頂いた。その後、いつ注射をするのが良いか薬効の説明とともに、インスリン自己注射の手技を指導したことで拒否反応なく受け入れて頂けた。血糖測定器の手技は、インスリン注射の手技と混同されていたため、頻回に指導を行った。

医師に対し、退院時にはブドウ糖を院外処方箋に必ず記載していただくように依頼した。

また、退院後も継続して指導する必要があるため、療養指導を行う専門の看護師に、患者の外来受診時には実際のインスリン・血糖測定器を持って来ていただき、手技の再確認とともに、日頃の血糖変動、シックデイルールについてもアドバイスしてくれるように依頼した。

退院時指導の際には、お薬手帳に入院時の経過シールをお貼りするとともに、ブドウ糖の使用の有無、インスリンの使用状況、災害時の対応、備蓄について確認するシールを貼り、保険薬局の薬剤師にも関与して頂いた。

3. プライマリ・ケアに関する考察

退院する際には「自分のために自分でインスリン注射をやります」との発言があり、意識の変化が見られた。自己注射の手技もパンフレットを見ながら行うことができるようになった。また血糖測定の回数について「1日4回測定するのは、夫を介護しているから時間的に難しい」ということから医師と相談し、朝と就寝前には必ず、低血糖症状と思われる時にはその都度、週に1日は4回測定するよう変更していただいた。血糖測定手技もパンフレットを見ながら行うことができるようになり「血糖測定も頑張ってみます」と総合的にアドヒアランスの向上が見られた。

日本糖尿病学会は、2013年の熊本宣言で提唱したHbA1Cのコントロール目標値6％、7％、8％それぞれを基本にしながら、年齢（75歳以上の後期高齢者）や認知機能障害の重症度に応じて目標値を0.5％ずつ緩和する提言を2016年5月に行った。厳密な血糖コントロールは低血糖を起こし、認知機能の低下をもたらすため、薬剤師として薬剤性の副作用である低血糖、シックデイルールなどについて、しっかりと理解しアドヒアランス向上に寄与できた点は、患者の今後の生活において重要であったと考えられる。振り返りとして、高齢患者では患者家族が保険薬局へ薬を取りに行く場合がありえるため、家族歴を含めて関与していく必要があると感じました。

参考文献
1）日本糖尿病学会「糖尿病治療ガイド2016-2017」
2）日本老年医学会「高齢者の安全な薬物療法ガイドライン2015」

┃ あなたの評価

　事例をよく読み、第2章「2. ポートフォリオの評価」を参考にして
評価表に自分なりの点数を書き入れてみよう。

実際に
点数を書いて
みましょう！

必須領域
E

評　価　表

大変よい … **3**点　　　よい … **2**点　　　普通 … **1**点　　　不十分 … **0**点

[評価項目]　　　　　　　　　　　　　[点数]

		[評価項目]	[点数]
書き方	1 記述量	● 少なすぎたり、多すぎたりしないか。	
	2 文体	● 誤字、脱字はないか。 ● 適切に句読点が使われているか。 ● 表記や文体に統一性はあるか。	
	3 引用	● 文献や資料を十分に調査・収集し、 　引用元を表記しているか。	
	4 カバーレター （領域と表題）	● 選択した領域は内容に合っているか。 ● 内容を端的に表した表題であるか。	
	5 論理的整合性	● 全体の論旨が通っているか。 　① 伝えたいことは明確か。 　② 論旨がぶれずに展開されているか。 　③ 図やグラフを使うなど見やすさの工夫はあるか。 　④ わかりやすい表現か、簡潔な文章か。	
内容	6 事例の内容の 妥当性	● 総合的に妥当な内容が記述されているか、 　理論の援用が妥当か。 　① 現状から必要な情報が得られているか。 　② 判断や評価のエビデンスはあるか。 　③ 原因の妥当性はあるか。 　④ 原因を取り除く現実的な解決策であるか。	
	7 事例の多面的な 記述	● 独断や知識不足による飛躍や見落としはないか。	
	8 振り返り	● 多角的な視点で事例や自己の分析ができているか。 ● 今後の課題が具体的に提示されているか。	
合計点数			点

┃ 全体の評価

合計点数	11点／24点満点

このポートフォリオは、腰痛により急性期病院に入院した高齢の患者と面談した際に、血糖コントロールが不良であることが発覚し、入院中に患者自らが血糖コントロールできるよう対策・指導を行い、退院後のフォローにつなげた事例である。

病院薬剤師は、薬剤師外来などを行っている医療機関を除いて、患者の服薬指導に関わるのは、ほぼ入院中に限られている。そのため退院後も切れ目なく適切な薬物療法を継続するためには、入院中に服薬アドヒアランス改善に向けた指導を行い、退院後の外来治療に関わる他職種にも、それらの指導内容や患者情報をつなぐ必要がある。

今回、報告者は、この患者の入院時の検査結果から、服薬アドヒアランスの不良を疑い、患者との面談を通じて、患者が自らの疾患および薬物療法に対する理解が不十分であることを確認した。さらに、服薬アドヒアランス不良の原因が、患者の薬物療法に対する不安感と、患者の生活に則していない投薬タイミングにあることを突き止めた。

そこで報告者は、患者の薬物療法に対する不安を解消するとともに、患者が薬物療法を継続しやすいスケジュールの提案を行っている。さらに、退院後も継続できるように、それらの情報を、外来で同患者に関わる看護師につないでいる。これら一連の対応により患者から信頼を獲得、患者には「自分でできる」という実感を与え、患者のやる気を引き出し、行動変容に導いている。報告者が患者に接する際に、常に相手をよく観察し、少しの気持ちの変化も見逃さず、服薬指導に生かしていることが報告内容から伝わってくる。

このポートフォリオの記述上の特徴は、はじめに患者との話し合いの中から抽出された薬物療法上の問題点を挙げ、その問題に対し報告者が実際に行った内容が示されている。併せて、それらの指導等に対し患者が発した発言内容も記述されており、そこから患者の気持ちの変化が推察できる。

このポートフォリオの全体評価は11点であり、書き方についての課題としては、抽出した問題点に対する解決策の記述方法、記述内容に関しては実践内容と考察内容との整合性についての課題などが見受けられる。そこでこの項では、さらに評価されるポートフォリオに改善するため、評価表の評価項目のうち、下記の3つの項目を中心に、修正・改善ポイント等について解説する。

5 ① **論理的整合性**（伝えたいことは明確か）

6 ③ **事例の内容の妥当性**（原因の妥当性はあるか）

6 ④ **事例の内容の妥当性**（原因を取り除く現実的な解決策であるか）

あなたの
採点と比べて
みましょう！

必須領域
E

評　価　表

大変よい … **3**点　　よい … **2**点　　普通 … **1**点　　不十分 … **0**点

		［評価項目］	［点数］
書き方	**1 記述量**	● 少なすぎたり、多すぎたりしないか。	3
	2 文体	● 誤字、脱字はないか。 ● 適切に句読点が使われているか。 ● 表記や文体に統一性はあるか。	1
	3 引用	● 文献や資料を十分に調査・収集し、 　引用元を表記しているか。	2
	4 カバーレター （領域と表題）	● 選択した領域は内容に合っているか。 ● 内容を端的に表した表題であるか。	0
	5 論理的整合性	● 全体の論旨が通っているか。 　① 伝えたいことは明確か。 　② 論旨がぶれずに展開されているか。 　③ 図やグラフを使うなど見やすさの工夫はあるか。 　④ わかりやすい表現か、簡潔な文章か。	2　解説➡ 　　　P87
内容	**6 事例の内容の 妥当性**	● 総合的に妥当な内容が記述されているか、 　理論の援用が妥当か。 　① 現状から必要な情報が得られているか。 　② 判断や評価のエビデンスはあるか。 　③ 原因の妥当性はあるか。 　④ 原因を取り除く現実的な解決策であるか。	1　解説➡ 　　　P87 　　　P89
	7 事例の多面的な 記述	● 独断や知識不足による飛躍や見落としはないか。	2
	8 振り返り	● 多角的な視点で事例や自己の分析ができているか。 ● 今後の課題が具体的に提示されているか。	0
合計点数			**11点**

必須領域 E　修正中

Before-02

┃ポートフォリオ事例報告書（認定薬剤師・更新用）

氏　　名	○○　　○○	認定薬剤師番号	第XXXXXXX号
事例時期	2016年5月XX日　〜　2016年6月XX日（終了）継続		
領　　域	E：生活習慣指導	事例発生場所	薬局・病院・在宅・その他
表　　題	アドヒアランス低下を改善した高齢インスリン使用患者への関わり		

1. その事例を選んだ理由

　糖尿病患者は骨折リスクだけでなく、認知症のリスクも上昇すると報告されている。わが国における75歳以上の後期高齢者人口は2015年現在、1,647万人であるが、10年後の2025年には2,179万人へと30％増加する。このため高齢の糖尿病患者も増加するため、低血糖やシックデイルール、災害時の対応などについて薬剤師は積極的に関与していく必要がある。今回の事例は高齢の患者本人とその家族も2型糖尿病であったため、家族が患者本人に替わって薬を貰っており、本人はインスリンの名前などを認識していないという事実が入院中に発覚しました。入院時から関わり、退院後にはお薬手帳を活用し、かかりつけの保険薬局との連携、外来通院時には看護師と連携を行ったので報告する。

2. 実践した具体的内容

【症例】82歳　女性

【現病歴】2型糖尿病にて2ヶ月前よりインスリン導入（ノボラピッド注・トレシーバ注）

【生活習慣・その他】普段のADL：自立（ご主人が寝たきりのため、介護）息子同居

家族歴：息子が2型糖尿病（患者本人と同じ薬剤使用）、アレルギー歴：なし

【処方薬】ノボラピッド注（8-8-8-0）、トレシーバ注（8-8-8-0）

【検査結果】HbA1C 8.8％、腎症なし

BMI 16.0kg/m²、LDL 84mg/dl 、TG 90mg/dl、BS 350mg/dl

栄養食事療法：1400kcal/日、塩分8g/日、タンパク質40g/日

6-③a ▶ 【経緯とその後の経過】腰痛のため、診療所にかかり、痛み止めの注射をされた。内服の痛み止めも処方されたが症状が良くならなかった。翌日、救急要請にて、他病院に受診。その際は、痛み止めの坐薬を処方され帰宅。坐薬を使ったものの、疼痛症状が継続し、食事も取れなくなったため、再び救急要請となった。安静目的及びコルセット作成のため入院となった。

　入院時の血糖値は350mg/dlであった。入院時面談をしたところ、食事をとっていない時は、インスリンは打たなかったとのことであった。

　問題点として

5-①a ▶ ①「痛みがひどくて食事は取れなかったからインスリン注射しなかったわ。低血糖ってなに？　気持ち悪くなったことあるわ。意識がなくなったりとかはないけれど。インスリンはとりあえず、打ちなさいって先生からは言われているわ。ブドウ糖は貰ってないわ。持ち歩いてもいないし。」との発言があり、

続く➡

▌ ポートフォリオ改善の焦点と解説

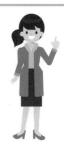

POINT

● **複数の問題点は箇条書きでまとめよう**

● **実践した内容のポイントを詳細に記述しよう**

● **報告者自身が実践したことを明記し考察につなげよう**

---

5 ① 論理的整合性 (伝えたいことは明確か)

☑ **問題点を箇条書きにまとめるメリット**

1. 問題点が明確になる
2. ポートフォリオにメリハリが出る

◂5-①a

　箇条書きですっきりまとめよう。このポートフォリオでは、患者との会話の中から抽出できた問題点を①、②、③と順に挙げていたが、それに対して実践したことの記述は、問題点ごとではなく、実際に行った順に沿って記述されている。

　解決すべき問題点が複数ある場合には、それら問題点を①、②、…と番号をふったうえで箇条書きにすると整理され、報告者にとって内容を理解しやすく、見た目にもすっきりし、問題点が明確になる。と同時に、ポートフォリオを読む側の理解もより容易になる。

　また問題点の解決策として実践したことを、問題点の順に従って①、②…と対応させて記述すると、その問題点についてどのように介入し、解決に至ったかが明確になり、伝えたいことが、わかりやすくなる。

---

6 ③ 事例の内容の妥当性 (原因の妥当性はあるか)

☑ **患者情報や経過説明のポイント**

1. 考察・振り返りにつながる内容は詳細に
2. 本題から外れることは簡潔に
3. 重要度に応じた記述でメリハリをつける

必須領域　E　修正中

Before-02

続き➡

5-①a▶

6-④b◀　シックデイルールや低血糖時の対応についての知識不足が見られた。

② 高齢であり、面談時に「お薬手帳？　持ってないわ。薬は息子がもらってきてくれているの。使っているインスリンの名前？　覚えられないわ。覚えなきゃだめなの？　無理よ。」と不安の表出があるとともに、薬剤に関しての知識不足が見られた。

③「入院中は血糖測定はしてもらっている。測る機械を渡されたけれど、やり方がわからないから家ではやっていない。」との発言があり、血糖測定の意義について理解されていなかった。

　があげられた。

　入院期間中に上記問題点について、それぞれ指導を行った。

　ノボラピッド注はオレンジ色、トレシーバ注は黄緑色と覚えて頂いた。その後、いつ注射をするのが良いか薬効の説明とともに、インスリン自己注射の手技を指導したことで拒否反応なく受け入れて頂けた。血糖測定器の手技は、インスリン注射の手技と混同されていたため、頻回に指導を行った。

　医師に対し、退院時にはブドウ糖を院外処方箋に必ず記載していただくように依頼した。

6-④a◀　また、退院後も継続して指導する必要があるため、療養指導を行う専門の看護師に、患者の外来受診時には実際のインスリン・血糖測定器を持って来ていただき、手技の再確認とともに、日頃の血糖変動、シックデイルールについてもアドバイスしてくれるように依頼した。

　退院時指導の際には、お薬手帳に入院時の経過シールをお貼りするとともに、ブドウ糖の使用の有無、インスリンの使用状況、災害時の対応、備蓄について確認するシールを貼り、保険薬局の薬剤師にも関与して頂いた。

6-④c▶

3. プライマリ・ケアに関する考察

　退院する際には「自分のために自分でインスリン注射をやります」との発言があり、意識の変化が見られた。自己注射の手技もパンフレットを見ながら行うことができるようになった。また血糖測定の回数について「1日4回測定するのは、夫を介護しているから時間的に難しい」ということから医師と相談し、朝と就寝前には必ず、低血糖症状と思われる時にはその都度、週に1日は4回測定するよう変更していただいた。血糖測定手技もパンフレットを見ながら行うことができるようになり「血糖測定も頑張ってみます」と総合的にアドヒアランスの向上が見られた。

　日本糖尿病学会は、2013年の熊本宣言で提唱したHbA1Cのコントロール目標値6％、7％、8％それぞれを基本にしながら、年齢（75歳以上の後期高齢者）や認知機能障害の重症度に応じて目標値を0.5％ずつ緩和する提言を2016年5月に行った。厳密な血糖コントロールは低血糖を起こし、認知機能の低下をもたらすため、薬剤師として薬剤性の副作用である低血糖、シックデイルールなどについて、しっかりと理解しアドヒアランス向上に寄与できた点は、患者の今後の生活において重要であったと考えられる。振り返りとして、高齢患者では患者家族が保険薬局へ薬を取りに行く場合がありえるため、家族歴を含めて関与していく必要があると感じました。

参考文献
1）　日本糖尿病学会「糖尿病治療ガイド2016-2017」
2）　日本老年医学会「高齢者の安全な薬物療法ガイドライン2015」

◀6-③a

本題から外れる内容は簡潔に。「2. 実践した具体的内容」の【経緯とその後の経過】の最初に「腰痛のため、（中略）安静目的・コルセット作成のため入院となった」と入院のきっかけが詳細に記述されている。しかし、この事例では、腰痛が入院のきっかけではあったが、実は糖尿病治療に対する服薬アドヒアランスが悪い状態にあることが問題（原因）である。そこで重要なのは、報告者が服薬アドヒアランス向上のために患者対応したという内容である。従って、入院の経緯を詳細に記述する必要性は低い。つまり、詳細に記述すべき重要な点は薬剤師が患者に関わるようになった入院時面接以降の実践内容である。ポートフォリオの本題から外れる部分は、簡潔に記述することで、より重要な部分が生きてくる。

また、実践した内容の記述は、考察・振り返りにつながる大変重要な部分である。従って、「2. 実践した具体的内容」には、取り上げたテーマにおける実践内容をわかりやすく、具体的に記述する必要がある。

6 ④ 事例の内容の妥当性 （原因を取り除く現実的な解決策であるか）

実践したことを明記し、それを受けて考察につなげよう。

☑ **実践内容記述のポイント**
   1. 実践内容と考察の整合性を図る
   2. 自身が実践したことをわかりやすく記述する

◀6-④a

「3. プライマリ・ケアに関する考察」の後段で、「……薬剤師として（中略）シックデイルールなどについて、しっかりと理解しアドヒアランスを向上に寄与できた……」とあり、報告者が直接患者指導したように受け取れる。しかし、「2. 実践した具体的内容」の中では、報告者がシックデイルールなどを直接説明したとの記述はなく、「外来時には……看護師に（中略）アドバイスしてくれるように依頼した」とあり、報告者が直接指導を行ったのか、外来看護師に指導を依頼したのかがわかりづらく、記述上の整理が必要である。実践した内容は、【経緯とその後の経過】として全てを括っているが、報告者（薬剤師）による介入の仕方を明記した上で、【その後の経過】を示すなど工夫が必要である。

◀6-④b

なお、服薬アドヒアランス不良の要因として、患者にシックデイルールや低血糖時の対応についての知識の不足がみられたとの記述があり、面談時に報告者が指導を行っていたとの想像はできる。読む人に正確に伝わるよう、実践した具体的内容において、報告者が指導を行った内容を明記し、考察に反映する必要がある。

◀6-④c

このポートフォリオでは、限られた入院期間中に、報告者が問題点を抽出し、解決策を実践した流れが示されている。「3. プライマリ・ケアに関する考察」もその流れを沿った記述内容にすると、実践内容と考察との整合性を図ることができ、事例に関する省察も可能になる。

参考文献
草場鉄周. ポートフォリオ実例集. 南山堂. 2018.7.1：2-5

必須領域 E	**修正後**

▎ポートフォリオ事例報告書（認定薬剤師・更新用）

氏　　　名	○○　○○		認定薬剤師番号	第XXXXXXX号
事例時期	2016年5月XX日　〜　2016年6月XX日（終了）継続			
領　　　域	E：生活習慣指導		事例発生場所	薬局・病院・在宅・その他
表　　　題	アドヒアランス低下を改善した高齢インスリン使用患者への関わり			

1. その事例を選んだ理由

　生活習慣病である糖尿病は骨折リスクだけでなく、認知症などのリスクも上昇すると報告されており[1)2)]、高齢の糖尿病患者では服薬アドヒアランスを向上させることが必要である。

　今回、腰痛のため入院した高齢患者と面談を行った際に、現病である糖尿病に対する病識が低く、服薬アドヒアランスも悪いことが発覚し、患者背景を考慮しつつ指導を行ったことで、アドヒアランスが改善できた。入院時から関わり、退院後にはお薬手帳を活用し、かかりつけの保険薬局との連携、外来通院時には看護師と連携を行ったので報告する。

2. 実践した具体的内容

患者情報

【症例】82歳　女性

【現病歴】2型糖尿病にて2ヶ月前よりインスリン導入（ノボラピッド注・トレシーバ注）

【生活習慣・その他】普段のADL：自立（ご主人が寝たきりのため、介護）息子同居

家族歴：息子が2型糖尿病（患者本人と同じ薬剤使用）、アレルギー歴：なし

【処方薬】ノボラピッド注（8-8-8-0）、トレシーバ注（0-0-0-8）

【検査結果】HbA1C 8.8%、腎症なし　BMI 16.0kg/m²、LDL 84mg/dl、TG 90mg/dl、BS 350mg/dl

【経緯】腰痛のため動けなくなり、救急搬送され安静・コルセット作成目的にて入院となった。

【薬剤師による介入】薬剤師による入院時面談を行った際に、以下の3つの問題点が明らかになった。

① シックデイルールや低血糖時の対応についての知識不足

　患者発言「痛みがひどくて食事が取れなかったからインスリン注射はしなかったわ。低血糖って？気持ち悪くなったことあるわ。インスリンはとりあえず、打ちなさいって先生からは言われているわ。ブドウ糖はもらってないわ。持ち歩いてもいないし。」

② 不安の表出と薬剤に関しての知識不足

　患者発言「お薬手帳？　持ってないわ。薬は息子がもらってきてくれているの。使っているインス

続く➡

続き➡

リンの名前？　覚えられないわ。覚えなきゃだめなの？　無理よ」

③ 血糖測定の意義についての理解不足

　患者発言「血糖測定器具はもらっているけれど、やり方がわからないから家ではやっていない」

　今回患者が入院した整形外科では、病棟薬剤師が患者の薬物療法全てに関わり、必要に応じ医師へのアドバイスなどを行っており、入院期間中に上記問題点の改善に向けて次のような介入を行った。

① シックデイルールと低血糖時の症状と対応について

　糖尿病の家族を含め、「気持ち悪くなった」という低血糖の症状の経験を思い出していただき、低血糖の症状が出た時にはブドウ糖を摂取していただくよう伝えるとともに、日頃からブドウ糖を携帯するように指導した。

　また、医師に対し、退院時にはブドウ糖を外来処方箋に必ず記載していただくように依頼した。

② インスリンの種類について覚えてもらうための工夫

　ノボラピッド注はオレンジ色、トレシーバ注は黄緑色と覚えていただいた。その後、いつ注射をするのが良いか薬効の説明とともに、インスリン自己注射の手技を指導したことで拒否反応なく受け入れていただけた。

　また、お薬手帳を作成し、入院中の経過を記載した。かかりつけの保険薬局にも手帳を見せることで、薬の使用状況について管理をしてもらえることを理解いただいた。

③ 血糖測定器の手技は、インスリン注射の手技と混同されていたため、頻回の指導を行った。

　血糖測定は低血糖の早期発見だけでなく、治療効果判定にも重要であることを理解いただいた。

　また、退院後も継続して指導する必要があるため、療養指導を行う専門の看護師に、患者の外来受診時には実際のインスリン・血糖測定器を持って来ていただき、手技の再確認とともに、日頃の血糖変動、シックデイルールについてもアドバイスしてくれるように依頼した。

【その後の経過】

退院する際には「自分のために自分でインスリン注射をやります」との発言があり、意識の変化が見られた。自己注射手技もパンフレットを見ながら行うことができるようになった。また血糖測定の回数について「1日4回測定するのは、夫を介護しているから時間的に難しい」ということから医師と相談し、朝と就寝前には必ず、低血糖症状と思われる時にはその都度、週に1日は4回測定するよう変更していただいた。血糖測定手技もパンフレットを見ながら行うことができるようになり「血糖測定も頑張ってみます」と総合的にアドヒアランスの向上が見られた。

3. プライマリ・ケアに関する考察

　薬剤師として薬物療法における問題点を抽出し、副作用である低血糖、シックデイルールについて理解していただいた。患者の生活習慣にあわせた血糖測定に変更したこと、入院中の頻回指導

続く➡

必須領域
E　**修正後**

続き➡

により理解度が向上し患者の意識が変化した。これら**アドヒアランス向上に寄与できた点は患者の今後の生活において重要であったと考えられる**。また、他職種と情報共有を行い、血糖測定について看護師に療養指導の依頼を行った。薬局薬剤師へは入院中の経過を記載したお薬手帳を確認してもらうことで、入院中から退院後の外来通院まで継続的に患者フォローが行われることとなり、患者の療養生活において有用であったと考えられる。振り返りとして、高齢糖尿病患者はアドヒアランスが悪い場合があり、患者の生活状況に合わせた薬物療法を行うためにも患者家族を含めた関与をしていく必要があると感じた。

参考文献
1）日本糖尿病学会編, 糖尿病治療ガイド2016-2017, 文光堂, 2016, p89-90
2）糖尿病療養指導認定機構編, 糖尿病療養指導ガイドブック, メディカルレビュー社 2017: 195-197

必須領域
E

ミニ解説

シックデイ／シックデイルールとは

　シックデイとは、糖尿病患者が、感染症や消化器疾患、外傷、ストレス、発熱、下痢、嘔吐などで食事ができなくなるような体調不良の状態をいう。このような状態では血糖コントロールが乱れ、高血糖と脱水が持続し、1型糖尿病では糖尿病ケトアシドーシス、2型糖尿病では高血糖性高浸透圧昏睡を引き起こすことがあり、患者や家族へシックデイ時の対応について指導を徹底しておく必要がある[1]。

　シックデイルールとは、シックデイ時を乗り切るための基本的な対処法で、次のようなものがある。

- インスリン治療中の患者にはストレスにより血糖が上昇し、通常よりも多くのインスリンが必要になるときがある。そのためシックデイ時には食事が摂れなくても、インスリンを中断しないこと。
- GLP-1受容体作動薬は消化管運動抑制作用があり、食欲を低下させるため中止する必要があること。
- 経口血糖降下薬は食事量が普通であれば服用量はそのまま、食事量が半分以下であれば服用量を調節、あるいは中止する必要があること。

　また、下記の様な状態の場合は、医療機関への受診推奨をする必要がある[2]。

- 嘔吐や下痢が激しく、1日以上続き、食事摂取が不可能な状態が続くとき
- 38℃以上の高熱が2日以上続き、改善傾向がみられないとき
- 腹痛が強いとき
- 胸痛や呼吸困難、意識混濁がみられるとき
- 脱水症状や著しい体重減少がみられるとき
- インスリン注射量や経口血糖降下薬の服用量が自分で判断できないとき

（二瓶 大輔）

参考文献
1）二瓶大輔, 薬剤師のためのリスクメネジメント実践マニュアル,
　糖尿病, 101-106, 羊土社, 2010
2）日本糖尿病療養指導士認定機構, 特殊な状況・病態時の療養指導,
　糖尿病療養指導ガイドブック2017, 200-202, メディカルレビュー社, 2017

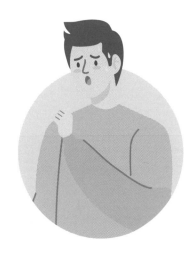

必須領域

F メンタルケア

必須領域Fの特徴

　薬局には、処方薬を求めにくる、OTC医薬品を買いにくる患者本人以外に、患者に同行する家族、そのほか医療・福祉職の方、あるいは道を尋ねにくる人、トイレを借りにくる人など様々な人々が訪れる。薬剤師に対する相談内容も薬に関すること以外に、家族の相談、衛生用品・福祉用具の相談、時には鍋の焦げの落とし方の相談まで受けることもある。また、医師には話せないからと、相談を受けることもある。逆に家族の介護や看病をしている方に薬剤師側から声をかけると、実は悩み事を抱えていたという方も多い。

　この項ではこのような多様な相談を受ける中で、メンタルケアを必要とする患者・家族を見出し、薬剤師としてのサポート、マネージメントの仕方を検討し、実践した内容についてのポートフォリオ作成のあり方について整理する。

　メンタルケア領域で対象となるのは、うつ病などはっきりとした病名がついた患者だけでなく、自殺の危険がある方、ライフステージによる体の変化から体調不良を起こしている方、なんらかの悩みを抱えている方など様々な事例が含まれる。また、アルコール依存については家族から相談されるケースもあり、生活に密着した事例が多いのが特徴である。

修正前

Before-01

▌ポートフォリオ事例報告書（認定薬剤師・更新用）

氏　　名	○○　○○		認定薬剤師番号	第XXXXXXX号
事例時期	2017年6月XX日　〜　2017年7月XX日（終了・継続）			
領　　域	F：メンタルケア		事例発生場所	薬局・病院・在宅・その他
表　　題	高齢社会における薬局薬剤師の精神的フォロー			

1. その事例を選んだ理由

　高齢化に伴い、抗うつ薬を処方される患者が増えてきている。しかし、高齢者の多剤併用が問題になってきており、本当に抗うつ薬が必要なのかを考えさせられることも少なくない。必要な薬は確実に服薬してもらうように工夫することが薬剤師の役割である一方、不要と考えられる処方に対しては、処方医へ疑義照会をすることも求められている。今回、処方された薬剤について、家族がインターネットを検索して得た情報から、「患者本人には服薬させていないがどうしたら良いか」との相談を受けたことをきっかけに、今後の課題をまとめることにした。

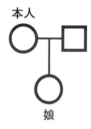

本人

娘

2. 実践した具体的内容

【症例】89歳　女性

【主な処方】アムロジピン5mg、エソメプラゾール10mg、アトルバスタチン5mg

【経過】

　2017年6月、娘さん来局。（理由：娘さんの風邪）

　その際、この前母親がもらった薬について聞きたいと相談された。「最近、朝起きると調子が悪く医師に相談したら、『うつ』だと言われてパロキセチン徐放錠12.5mgが処方されたが、インターネットで調べたらずっと飲まなければいけない薬みたいなので、まだ心配で飲ませていない、ずっと飲ませることになるのか？」との相談を受ける。

　私は現職場へ異動してきて約1ヶ月。この患者の顔も家族構成・背景も全く分からなかったが、話の内容から急いで服薬を開始しなければならない状況では無さそうであった。そこで今まででも行なっていた一般的な指導を行なった。

　娘さんには、一般的にパロキセチンの服薬を始めると継続することが多いこと、自己判断で中止すると中止後症候群が出ることもあるなど話した。また、今飲ませていないならば、とりあえず急いで飲ませなくても良いと思うことを伝えた。しかし、そのままにしておけないので、もし服薬させないのであれば次回受診時に、改めて飲ませていないことを伝え、服薬する必要があるのかを確認した方が良いのではないか、また処方医は内科専門医であり、高齢者のうつに詳しい専門医に相談するのも一つの方法ではないか提案をした。

　7月12日、内科定時処方のため、本人と娘さんが来局。まだパロキセチンを服薬させておらず、医師に相談したところ、納得のいく回答が得られていないことを確認した。

続く➡

修正前

Before-01

続き➡

　本人から「朝起きてから午前中位はやる気が起きず食欲がない」「1ヵ月くらい続いている」「朝はトーストをジャムで食べる」「昼はあまり食べないが夕食は普通に食べる」「睡眠は普通に取れている」「元々、色々やる方だったけどやる気がしない」「（近隣の）Aクリニック（精神科）にはちょっと（行きたくない）」と聞き取る。また、午前中やる気が起きなかったり食欲が無いことがとても気になるわけでは無い、気分が落ち込んでいるわけでは無い、何となくだるい、ということも分かった。

　採血結果から、肝臓・腎臓が悪くなっていると医師から指摘を受けていることから、体の異変を伴う可能性もあるので、服薬せずもうしばらく様子をみても良いのではないかとアドバイスをした。

　ただ、6月13日採血結果を見ると：AST：21 IU/L、ALT：8 IU/L、LDH：215 IU/L、ALP：297 IU/L、T-bil：1.2mg/dl、γ-GTP：17 IU/L、HDL-C：69md/dl、LDL-C：89md/dl、TG：58mg/dl、UA：19.9md/dl、CRE：0.88mdg/dl、UA：4.8md/dl、CRP：0.04md/dl 血糖：113mg/dl、HbA1c：5.9%、WBC：4.9×10³ μl、RBC：3.99×10⁶/μl、Hgb：12.2g/dl、Hct：38.5%、MCV：96.5fl MCH：30.6pg、MCHC：31.7%、RDW：13.1%、PL：248×10³/μl、MPV：11.2fl、eGFR：45.5だったのでとても悪くなっているわけではないようであった。

　今後、継続して関わる可能性が高く、フォローしていくことを考えた時、高齢者のうつ症状をどのように判断するかなどの知識が不足していることに気付いた。『うつ症状のアセスメント　フローチャート』から経過観察で良いと思われる[1]が、今後「うつの特徴的症状と質問の仕方」を参考にしながら、1) 処方薬の影響の検討、2) 既往歴の聞き取り、3) 不安症状の有無の確認、4) 重大なライフイベントや慢性的ストレスの聞き取り、5) 家族・友人関係の確認、6) 罪悪感・喜び・興味、などの確認を早々に行う必要があると考えた。

　その際、セカンドオピニオンへの紹介も視野に入れると『簡易抑うつ症状尺度』を利用する方法もあることが分かった。また、今回の事例とは少し状況が異なるが、適切な抗うつ薬の使用と心理療法により、うつ症状の軽減に効果があるという結果も出ている[2]ようなので、心理的フォローも今後の課題と考えた。

3. プライマリ・ケアに関する考察

　振り返ると高齢者のうつ症状と接する機会は、今までにも何回かあったが、チェックリストや評価ツールを利用して対応したことはなかった。処方される薬剤から判断してフォローしたり、患者の訴えから専門医受診を促す程度であった。『うつ症状のチェクリスト』や『MAPSO』[3]などの方策をもっと学ぶことにより、患者への対応を変えることができるかもしれないと感じた。

　また高齢者だけでなく、うつ病が自殺誘因の可能性があることは常に念頭に置いておく必要がある、と今回の事例を検討していて改めて感じた。患者の苦悩に対応していけるようになることも課題の一つであることを見い出すことができた。

参考文献
1) 高齢者のうつについて（厚生労働省　介護予防マニュアル・改訂版　資料8-1）
2) Review: Heterocyclic antidepressants and rational psychological therapies reduce depression in older ambulatory patients（ACP Journal Club ;ACP J Club. 1998 Sep-Oct;129:35. doi:10.7326/ACPJC-1998-129-2-035）
3) 薬剤師研修ハンドブック　第6章薬剤師によるメンタルヘルスケア（日本プライマリ・ケア連合学会）

▍あなたの評価

　事例をよく読み、第2章「2. ポートフォリオの評価」を参考にして
評価表に自分なりの点数を書き入れてみよう。

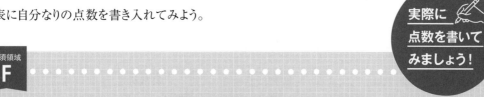

実際に
点数を書いて
みましょう！

必須領域
F

評　価　表

大変よい … **3点**　　よい … **2点**　　普通 … **1点**　　不十分 … **0点**

	［評価項目］	［点数］
✍ 書き方	**1 記述量**　● 少なすぎたり、多すぎたりしないか。	
	2 文体　● 誤字、脱字はないか。 ● 適切に句読点が使われているか。 ● 表記や文体に統一性はあるか。	
	3 引用　● 文献や資料を十分に調査・収集し、引用元を表記しているか。	
	4 カバーレター（領域と表題）　● 選択した領域は内容に合っているか。 ● 内容を端的に表した表題であるか。	
	5 論理的整合性　● 全体の論旨が通っているか。 ① 伝えたいことは明確か。 ② 論旨がぶれずに展開されているか。 ③ 図やグラフを使うなど見やすさの工夫はあるか。 ④ わかりやすい表現か、簡潔な文章か。	
📄 内容	**6 事例の内容の妥当性**　● 総合的に妥当な内容が記述されているか、理論の援用が妥当か。 ① 現状から必要な情報が得られているか。 ② 判断や評価のエビデンスはあるか。 ③ 原因の妥当性はあるか。 ④ 原因を取り除く現実的な解決策であるか。	
	7 事例の多面的な記述　● 独断や知識不足による飛躍や見落としはないか。	
	8 振り返り　● 多角的な視点で事例や自己の分析ができているか。 ● 今後の課題が具体的に提示されているか。	
合計点数		点

▌全体の評価

合計点数	16点 / 24点満点

　このポートフォリオは、薬局でよくある「医師には話せないこと」、「家族のこと」に関する相談を受けたことをきっかけに、報告者自らの知識、経験が不足している点に気づき、今後の具体的対応のあり方を検討した事例である。ポートフォリオからは、報告者が相談者と話しをするなかで、相談者の母親が「うつ病」と診断され、抗うつ薬を処方されたものの、母親に服薬させることへの不安な気持ちから飲ませていなかったことがわかり、その相談者の気持ちを受け止め、継続的に適切なアドバイスをしていることがわかる。

　相談者が、通常開示しにくい自分の家庭事情を相談相手に話すということは、お互いの信頼関係がなければできないことであるが、報告者は相談者の詳細な生活状況まで聴き取っている。患者家族の状況について話しやすい環境をつくり、内容的に広く、深く掘り下げ、どのようにフォローしていくかを明確にしている点が高く評価される。また、今回の服薬相談事例をきっかけに、うつ病が疑われる高齢者への対応方法まで考察しており、今後の具体的な行動が期待される。

　ポートフォリオの記述上の特徴として、特にメンタルケア領域で重要な情報の一つである家族関係について図を用いて整理するという工夫をしているところが印象的である。通常、患者の家族関係については、相談者が躊躇して話さないケースが多く、報告者の高いコミュニケーション力が十分発揮されていることがうかがえる。

　一般的にポートフォリオには達成できた結果のみを記述するケースが見受けられるが、報告者は相談に対応する上での知識不足を自覚し、考察の中で今後の行動目標を立てるなど、ポートフォリオ作成の目的の一つが省察的実践であることを、よく理解している点も高く評価できる。

　このポートフォリオの全体評価は16点であり、記述上の課題としては挿入する図表表現の仕方、記述内容の関係では、検査値から患者の体調を判断する際の妥当性がやや欠けている。また、考察の記述内容を含め、事例内容からは、今後必要と考えられる方策が、やや飛躍している点に問題がある。そこでこの項では、さらに評価されるポートフォリオに改善するため、評価表の評価項目のうち、次の3項目を中心に、修正・改善ポイント等について解説する。

5 **③ 論理的整合性** (図やグラフを使うなど見やすさの工夫はあるか)

6 **② 事例の内容の妥当性** (判断や評価のエビデンスはあるか)

7 **事例の多面的な記述** (独断や知識不足による飛躍や見落としはないか)

あなたの
採点と比べて
みましょう！

評　価　表

大変よい … **3**点　　　よい … **2**点　　　普通 … **1**点　　　不十分 … **0**点

		［評価項目］	［点数］
書き方	① 記述量	● 少なすぎたり、多すぎたりしないか。	3
	② 文体	● 誤字、脱字はないか。 ● 適切に句読点が使われているか。 ● 表記や文体に統一性はあるか。	3
	③ 引用	● 文献や資料を十分に調査・収集し、 　引用元を表記しているか。	2
	④ カバーレター （領域と表題）	● 選択した領域は内容に合っているか。 ● 内容を端的に表した表題であるか。	2
	⑤ 論理的整合性	● 全体の論旨が通っているか。 　① 伝えたいことは明確か。 　② 論旨がぶれずに展開されているか。 　③ 図やグラフを使うなど見やすさの工夫はあるか。 　④ わかりやすい表現か、簡潔な文章か。	1　　解説 ➡ P101
内容	⑥ 事例の内容の 妥当性	● 総合的に妥当な内容が記述されているか、 　理論の援用が妥当か。 　① 現状から必要な情報が得られているか。 　② 判断や評価のエビデンスはあるか。 　③ 原因の妥当性はあるか。 　④ 原因を取り除く現実的な解決策であるか。	2　　解説 ➡ P101
	⑦ 事例の多面的な 記述	● 独断や知識不足による飛躍や見落としはないか。	1　　解説 ➡ P103
	⑧ 振り返り	● 多角的な視点で事例や自己の分析ができているか。 ● 今後の課題が具体的に提示されているか。	2
合計点数			16点

必須領域

F 修正中

Before-02

▎ポートフォリオ事例報告書（認定薬剤師・更新用）

氏　名	○○　○○		認定薬剤師番号	第XXXXXXX号
事例時期	2017年6月XX日　〜　2017年7月XX日（終了・⟨継続⟩）			
領　域	F：メンタルケア		事例発生場所	⟨薬局⟩・病院・在宅・その他
表　題	高齢社会における薬局薬剤師の精神的フォロー			

1. その事例を選んだ理由

　高齢化に伴い、抗うつ薬を処方される患者が増えてきている。しかし、高齢者の多剤併用が問題になってきており、本当に抗うつ薬が必要なのかを考えさせられることも少なくない。必要な薬は確実に服薬してもらうように工夫することが薬剤師の役割である一方、不要と考えられる処方に対しては、処方医へ疑義照会をすることも求められている。今回、処方された薬剤について、家族がインターネットを検索して得た情報から、「患者本人には服薬させていないがどうしたら良いか」との相談を受けたことをきっかけに、今後の課題をまとめることにした。

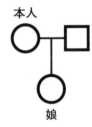

本人

娘

2. 実践した具体的内容

【症例】89歳　女性

【主な処方】アムロジピン5mg、エソメプラゾール10mg、アトルバスタチン5mg

【経過】

　2017年6月、娘さん来局。（理由：娘さんの風邪）

　その際、この前母親がもらった薬について聞きたいと相談された。「最近、朝起きると調子が悪く医師に相談したら、『うつ』だと言われてパロキセチン徐放錠12.5mgが処方されたが、インターネットで調べたらずっと飲まなければいけない薬みたいなので、まだ心配で飲ませていない、ずっと飲ませることになるのか？」との相談を受ける。

　私は現職場へ異動してきて約1ヶ月。この患者の顔も家族構成・背景も全く分からなかったが、話の内容から急いで服薬を開始しなければならない状況では無さそうであった。そこで今までも行なっていた一般的な指導を行なった。

　娘さんには、一般的にパロキセチンの服薬を始めると継続することが多いこと、自己判断で中止すると中止後症候群が出ることもあるなど話した。また、今飲ませていないならば、とりあえず急いで飲ませなくても良いと思うことを伝えた。しかし、そのままにしておけないので、もし服薬させないのであれば次回受診時に、改めて飲ませていないことを伝え、服薬する必要があるのかを確認した方が良いのではないか、また処方医は内科専門医であり、高齢者のうつに詳しい専門医に相談するのも一つの方法ではないか提案をした。

　7月12日、内科定時処方のため、本人と娘さんが来局。まだパロキセチンを服薬させておらず、医師に相談したところ、納得のいく回答が得られていないことを確認した。

続く➡

▌ポートフォリオ改善の焦点と解説

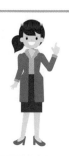

POINT

- 一目でわかるようビジュアル表現の工夫を

- 患者状態を判断する根拠として検査値を記述しよう

- 患者の経過に合わせた継続的な対応内容を整理しよう

5　③ **論理的整合性**（図やグラフを使うなど見やすさの工夫はあるか）

☑ **ビジュアルな表現力を使うメリット**

1. 誰が見ても一目でわかる関係性
2. 事例内容の理解を促進する
3. 検査値の比較検討が容易になる

このポートフォリオでは、家族構成が図を用いて示されているが、それぞれの関係性がわかるよう記述上の工夫が必要である。

日々の実践を読み手にわかるように記述する工夫として、図表を使うことは効果的である。特に家族図は、メンタルケア事例では患者とキーパーソンとの関係などが重要な情報の一つであり、患者を取り巻く生活環境を整理することにもつながる。具体的な家族関係を記述しておくと、ポートフォリオを読む側にも、患者を取り巻く状況が把握しやすくなる。

検査値については、一目で比較できるよう、表を使うなどの工夫をすると、読み手にも理解しやすく、問題となる部分が発見しやすくなる。

6　② **事例の内容の妥当性**（判断や評価のエビデンスはあるか）

☑ **検査結果を記述する利点**

1. 根拠に基づく報告書作成のための説得力
2. 過去のデータとの比較による現状の明確化
3. 解決すべき課題の優先性を強調

続き➡

　本人から「朝起きてから午前中位はやる気が起きず食欲がない」「1ヵ月くらい続いている」「朝はトースト
をジャムで食べる」「昼はあまり食べないが夕食は普通に食べる」「睡眠は普通に取れている」「元々、色々
やる方だったけどやる気がしない」「（近隣の）Aクリニック（精神科）にはちょっと（行きたくない）」と聞き取
る。また、午前中やる気が起きなかったり食欲が無いことがとても気になるわけでは無い、気分が落ち込ん
でいるわけでは無い、何となくだるい、ということも分かった。

　採血結果から、肝臓・腎臓が悪くなっていると医師から指摘を受けていることから、体の異変を伴う可能
性もあるので、服薬せずもうしばらく様子をみても良いのではないかとアドバイスをした。

6-②a▶

　ただ、6月13日採血結果を見ると：AST：21 IU/L、ALT：8 IU/L、LDH：215 IU/L、ALP：297 IU/
L、T-bil：1.2mg/dl、γ-GTP：17 IU/L、HDL-C：69md/dl、LDL-C：89md/dl、TG：58mg/dl、UA：
19.9md/dl、CRE：0.88mdg/dl、UA：4.8md/dl、CRP：0.04md/dl 血糖：113mg/dl、HbA1c：5.9%、
WBC：4.9×10³μl、RBC：3.99×10⁶/μl、Hgb：12.2g/dl、Hct：38.5%、MCV：96.5fl MCH：30.6pg、
MCHC：31.7%、RDW：13.1%、PL：248×10³/μl、MPV：11.2fl、eGFR：45.5だったのでとても悪くなって
いるわけではないようであった。

　今後、継続して関わる可能性が高く、フォローしていくことを考えた時、高齢者のうつ症状をどのように判
断するかなどの知識が不足していることに気付いた。『うつ症状のアセスメント　フローチャート』から経過
観察で良いと思われる[1]が、今後「うつの特徴的症状と質問の仕方」を参考にしながら、1) 処方薬の影響
の検討、2) 既往歴の聞き取り、3) 不安症状の有無の確認、4) 重大なライフイベントや慢性的ストレスの聞
き取り、5) 家族・友人関係の確認、6) 罪悪感・喜び・興味、などの確認を早々に行う必要があると考えた。

　その際、セカンドオピニオンへの紹介も視野に入れると『簡易抑うつ症状尺度』を利用する方法もあるこ
とが分かった。また、今回の事例とは少し状況が異なるが、適切な抗うつ薬の使用と心理療法により、うつ
症状の軽減に効果があるという結果も出ている[2]ようなので、心理的フォローも今後の課題と考えた。

3. プライマリ・ケアに関する考察

　振り返ると高齢者のうつ症状と接する機会は、今までにも何回かあったが、チェックリストや評価ツールを
利用して対応したことはなかった。処方される薬剤から判断してフォローしたり、患者の訴えから専門医受

7-a▶

診を促す程度であった。『うつ症状のチェクリスト』や『MAPSO』[3]などの方策をもっと学ぶことにより、患
者への対応を変えることができるかもしれないと感じた。

　また高齢者だけでなく、うつ病が自殺誘因の可能性があることは常に念頭に置いておく必要がある、と今
回の事例を検討していて改めて感じた。患者の苦悩に対応していけるようになることも課題の一つであるこ
とを見い出すことができた。

参考文献
1) 高齢者のうつについて（厚生労働省　介護予防マニュアル・改訂版　資料8-1）
2) Review: Heterocyclic antidepressants and rational psychological therapies reduce depression in older ambulatory
patients（ACP Journal Club ;ACP J Club. 1998 Sep-Oct;129:35. doi:10.7326/ACPJC-1998-129-2-035）
3) 薬剤師研修ハンドブック　第6章薬剤師によるメンタルヘルスケア（日本プライマリ・ケア連合学会）

　因果関係はデータを活用して示すとわかりやすくなる。「2. 実践した具体的内容」検査値の記載の部分で「ただ、6月13日採血結果をみると：AST:21 IU/L、（中略）とても悪くなっているわけではないようであった」とあるが、前回結果との比較に関する記述がない。根拠を示さずに"悪くなっていない"との判断を記述するのは不適切であり、その判断の根拠が分かるように修正・改善する必要がある。なお、報告者に検査データを開示してくれるほどの患者と関係性が構築されていることは評価すべき点といえる。

◀6-②a

　検査データを記述することは、患者の状態を把握するために重要であるばかりでなく、根拠に基づく説得力ある報告書になる。さらに、前回結果もふまえ分析を加えると、状況の変化がわかりやすく現状がより明確化する。

　また、このポートフォリオでは、生活状況・日時・検査データが細かく記述されているところは評価できるが、事例の内容を理解するためには、前述のように表を使って表現するなど、表現方法を工夫するとよい。特に、注目すべき検査項目に焦点を絞り、その比較結果を簡潔に記述すると情報が整理され、解決すべき課題がより明確化する。

7　事例の多面的な記述 (独断や知識不足による飛躍や見落としはないか)

☑ **記述内容が飛躍しすぎないために**

1. 過去・現在・未来の時系列に整理しよう
2. 現在必要な方策を考えよう
3. 現在から繋がる次への対応を考えよう

◀7-a

　飛躍せず経過に合わせ対応をしよう。「3. プライマリ・ケアに関する考察」の中で「『うつ症状のチェックリスト』や『MAPSO』などの方策を学ぶことにより、患者への対応を変えることができるかもしれない」と唐突に記述されているが、意図が伝わるよう適宜整理して記述する必要がある。

　『うつ症状のチェックリスト』は、厚生労働省が受診勧奨への導き方として提示しているフローチャート形式のもので、来局患者と一緒に実施できるツールである。薬局から医療機関や地域支援に繋げる上で有用といえる。

　一方『MAPSO』は精神科専門医以外の医師が、精神科疾患分類を短い面接時間で適切に判断する問診ツールである。従って、薬剤師は『MAPSO』を活用して得た情報を医師に繋げるといった活用が考えられるが、薬局での相談相手に対して「MAPSO」を唐突に使うことは、飛躍しているといえる。

　まずは患者にとって薬局が安心で安全な場所であり、何でも相談できるという信頼関係を構築した上で、患者の経過に合わせた相談対応を実施していくとよい。

　ポートフォリオでは、薬局・薬剤師の位置づけや患者経過などの点を踏まえた考察の記述が望まれる。

参考文献
草場鉄周. ポートフォリオ実例集. 南山堂. 2018.7.1：4-5

<table>
<tr><td>必須領域</td></tr>
<tr><td>F</td></tr>
</table>

修正後

ポートフォリオ事例報告書（認定薬剤師・更新用）

氏　　名	○○　○○	認定薬剤師番号	第 XXXXXXX 号
事例時期	2017年6月XX日　～　2017年7月XX日（終了・継続）		
領　　域	F：メンタルケア	事例発生場所	薬局・病院・在宅・その他
表　　題	高齢社会における薬局薬剤師の精神的フォロー		

1. その事例を選んだ理由

　近年、多剤併用に対して様々な課題が指摘されており、高齢者への向精神薬の投与のあり方もその一つにあがっている。**必要な薬は確実に服薬してもらうように工夫する必要がある**一方、不要と考えられる処方に対して、処方医への疑義照会をすることも薬剤師には求められている。

　日々の業務の中で、薬の説明をしながら「この薬が本当に必要なのか」と、もやもやする事は多く、特に生活状況に問題があるのではないかと思う高齢者に対し、睡眠導入剤や抗不安薬が長期に処方されている事に疑問を持つこともあった。

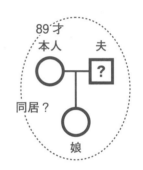

　今回、処方された薬剤について、家族がインターネットを検索して得た情報を基に、「本人に服薬させていないがどうしたら良いか」との相談を受けたことをきっかけに、今後の課題をまとめることにした。

2. 実践した具体的内容

【症例】89歳　女性
【主な処方】アムロジピン 5mg、エソメプラゾール 10mg、アトルバスタチン 5mg
【経過】

　2017年6月：娘さん来局（理由：娘さんの風邪）。そのとき、この前母親がもらった薬について聞きたいと相談された。「最近、朝起きると調子が悪く医師に相談したら、『うつ』だと言われてパロキセチン徐放錠12.5mgが処方された。インターネットで調べたらずっと飲まなければいけない薬みたいなので、心配でまだ飲ませていない。ずっと飲ませることになるのか？」との相談を受ける。

　私は現職場へ異動してきて約1ヶ月。この患者の顔も家族構成・背景も全く分からなかったが、話の内容から急いで服薬を開始しなければならない状況では無さそうであった。そこで今までも行っていた一般的な指導を行った。

　すなわち、娘さんには、一般的にパロキセチンの服薬を始めると継続することが多いこと、自己判

続く➡

修正後

続き➡

断で中止すると中止後症候群が出ることもあるなどを伝えた。また、今飲ませていないならば、とりあえず急いで飲ませなくても良いと思うと伝えた。しかし、そのままにしておけないので、もし服薬させないのであれば、次回受診時に薬を飲ませていないことを改めて医師に伝え、服薬する必要があるのかを確認した方が良いのではないか、またパロキセチンの処方医は内科専門医であるから、高齢者のうつに詳しい精神科専門医に相談するのも一つの方法ではないかと提案をした。

7月12日：本人と娘さん来局（理由：本人定時受診）。

娘さんからは、まだパロキセチンを服薬させておらず、処方医に相談したところ、納得のいく回答が得られなかったことを確認した。

本人からは、「朝起きてから午前中位はやる気が起きず食欲がない」「1ヵ月くらい続いている」「朝はトーストをジャムで食べる」「昼はあまり食べないが夕食は普通に食べる」「睡眠は普通に取れている」「元々、色々やる方だったけどやる気がしない」「（近隣の）Aクリニック（精神科）にはちょっと（行きたくない）」と聞き取ることができた。また、午前中やる気が起きなかったり食欲が無いことがとても気になるわけではない、気分が落ち込んでいるわけでは無い、何となくだるい、ということもわかった。

採血しての検査結果から、肝臓・腎臓が悪くなっていると医師から指摘を受けているというので、体の異変を伴う症状という可能性もあるので、服薬せずもうしばらく様子をみても良いのではないかとアドバイスをした。ただ、年齢的に特段異常な検査結果では無いという印象だった。

※2017/6/XX　採血結果（一部抜粋）

検査項目：検査結果（基準値）	検査項目：検査結果（基準値）
AST（IU/L）：　　21（8-38）	HDL-C（mg/dL）：69（40-80）
ALT（IU/L）：　　8（4-44）	LDL-C（mg/dL）：89（70-139）
LDH（IU/L）：　　215（106-211）	TG（mg/dL）：　　58（30-149）
T-bil（mg/dL）：1.2（0.2-1.2）	CRE（mg/dL）：　0.88（0.40-0.80）
γ-GTP（IU/L）：17（9-35）	eGFR：　　　　　45.5

ひとまず患者への対応を終えたが、今後継続して関わる可能性が高く、どうフォローしていこうかと考えた時、医師が高齢者のうつ症状をどのように判断しているのか、処方薬剤は適切なのか、薬剤師として今までの対応は間違ってはいないか、経過に応じてどのような提案ができるかなど、自分の知識が不足していることに気付き、今後の対応に必要だと思われることを調べることにした。

まず今までの対応を振り返り、『うつ症状のアセスメントフローチャート』[1]の一次アセスメント『基本チェックリストに含まれるうつに関する質問項目』を患者本人とのやりとりに当てはめて考え「洗濯を自分でやっていたが最近やらない」という点が『3. 以前は楽にできていたことが今ではおっくうに感じられる』に当てはまると思われた。しかし、その他の項目は該当せず、経過観察で良さそうであ

続く➡

修正後

続き➡

り、大きな問題はないように感じた。

　次に今後の患者への対応には、フローチャートの「うつの特徴的症状と質問の仕方」を参考にしながらの聞き取りや、専門医への受診勧奨も視野に入れると、『簡易抑うつ症状尺度』[2]を利用する方法もあることがわかった。具体的に1)処方薬の影響の検討、2)既往歴の聞き取り、3)不安症状の有無の確認、4)重大なライフイベントや慢性的ストレスの聞き取り、5)家族・友人関係の確認、6)罪悪感・喜び・興味などの確認を行い、うつの可能性があるか検討する。もし、うつの可能性がある場合、うつ治療の必要性を助言し、服薬アドヒアランス対策、生活意欲向上のための助言が必要になるのではないかと考えた。

　また、今回の事例とは少し状況が異なるが、適切な抗うつ薬の使用と心理療法により、うつ症状の軽減に効果があるという結果も出ている[3]ようなので、心理的フォローも大事な課題だと考えた。

3.プライマリ・ケアに関する考察

　振り返ると高齢者のうつ症状と接する機会は、今までにも何回かあったが、チェックリストや評価ツールを利用して対応をしたことはなかった。処方される薬剤から判断し、必要であれば必ず服薬するよう伝えたり、不要と思えばそれを患者に伝え医師に相談することを提案したり、患者の満足度に応じて専門医受診を促す程度であった。

　今回の事例を検討する中で、フローチャートや『うつ症状のチェクリスト』などの活用方略をもっと学び、自然な形で適切な質問を投げかけることができるようになれば、うつ症状の深刻さに合わせた服薬アドヒアランスの向上、専門医への的確な受診勧奨につなげることができる、または服薬によらない心理的負担軽減に向けたフォローなど、患者への対応を変えることができると感じた。

　また処方意図を考えた患者対応をする上で、『MAPSO』[4]という診断システムなど、医師がどのような視点で患者に対応しているかを学ぶことも必要だと感じた。

　そして過去の経験からも、高齢者だけでなく、うつ病が自殺誘因の可能性があることを常に念頭に置いておく必要があり、心身共に悪影響を及ぼすことを再認識し、患者の苦悩に寄り添い対応していけるようになることも今後の課題の一つであることを見出すことができた。

参考文献
1) 高齢者のうつについて（厚生労働省　介護予防マニュアル・改訂版　資料8-1）
2) 簡易抑うつ症状尺度（QIDS-J）（厚生労働省　うつ予防・支援マニュアル（改訂版）資料5）
3) Review:Heterocyclica ntidepressants and rational psychological therapies reduce depression in older ambulatory patients（ACPJournalClub;ACPJClub.1998Sep-Oct;129:35.doi:10.7326/ACPJC-1998-129-2-035）
4) 薬剤師研修ハンドブック第6章薬剤師によるメンタルヘルスケア（日本プライマリ・ケア連合学会）

用 語 解 説

MAPSOシステム

　「MAPSO」(マプソ) の配列で分類された診断システム。精神科を専門としない医師が、適切な精神科的対応ができるようになるために、米国で考案された教育プログラム『PIPC (Psychiatry In Primary Care)』の問診ツールである。内科医の臨床現場における意思決定に有用な体系化されたシステム。

Mood disorders (気分障害)	うつ状態、希死念慮、躁及び軽躁エピソードをチェック
Anxiety disorders (不安障害)	不安のタイプ（全般性不安障害、パニック障害、強迫性障害、外傷性ストレス障害、社交不安障害）の有無をチェック
Psychoses (精神病群)	精神病症状（感情障害、器質性障害など）をチェック
Substance-induced disorders (物質関連障害)	アルコール、薬物、カフェインなどに対する問題をチェック
Organic or Other disorders (器質性/その他の障害)	認知障害、パーソナリティ障害、成人注意欠損障害などをチェック

　日本では、うつ病などの精神疾患であっても、それと気づかずに、身体的異常を感じて一般内科を受診する人の割合が多い。MAPSOは、医師が、原因となる疾患を見つけられず心の病を疑った場合に、適切な診療時間で患者を診断するツールとして用いられることもある。また、一般の内科医が対応できるのか、精神科専門医に治療を委ねるのかの判断にも活用されている。

基本チェックリスト

　厚生労働省『うつ予防・支援マニュアル (改訂版)』(平成21年3月) における、運動、栄養、口腔、閉じこもり、認知症、うつを把握するための全部で25項目から成るチェックリスト。

　同マニュアルでは、うつ病は気づきにくい、気づかれにくいという特徴があり、啓発活動と同時に、アセスメントの機会を多く持ち、早期に発見するための工夫が大切だと勧めている。

　「基本チェックリスト」に含まれるうつに関する5項目——1. 毎日の生活に充実感がない、2. これまで楽しんでやれていたことが楽しめなくなった、3. 以前は楽にできていたことが今ではおっくうに感じられる、4. 自分は役に立つ人間だとは思えない、5. わけもなく疲れたような感じがする——のうち、最近2週間以上続いている項目が2項目以上ある場合には、2次アセスメントに進む。

　2次アセスメントでは、症状の有無や日常活動の支障の程度を評価し、医療機関への受診を勧める、あるいは経過観察する。

(参考：厚生労働省HP『うつ予防・支援マニュアル (改訂版)』https://www.mhlw.go.jp/topics/2009/05/dl/tp0501-1i.pdf)

簡易抑うつ症状尺度 (QIDS-J)

　うつ病の重症度を評価できる自己記入式の評価尺度。睡眠 (4項目)、食欲・体重 (4項目)、精神運動 (2項目)、その他 (6項目) の合計16項目からなり、決まりに沿って点数を出す。6点以上の場合はうつ病の可能性があるため、医療機関への受診を勧める。

　その他、アメリカ精神医学会の診断基準 DSM-IV の大うつ病性障害 (中核的なうつ病) の診断基準に対応しているという特長がある。

(参考：厚生労働省HP『うつ予防・支援マニュアル (改訂版)』https://www.mhlw.go.jp/topics/2009/05/dl/tp0501-1i.pdf)

(高山 美奈子)

必須領域
G　在宅ケア

▌必須領域Gの特徴

　在宅ケアにおける薬剤師の役割は増えていて、在宅（居宅）療養者の生活環境等をふまえた服薬状況の確認や医師への処方提案など、幅広い業務が求められるようになっている。

　薬剤師の在宅ケアは、薬剤師が訪問し療養者の日頃の生活を把握し、さらに療養者の性格や能力、感情をふまえ、その人らしさを大切にし、出来るだけ自立した生活が送れるように、薬剤師の視点で考えることが必要である。そして療養者の家族、介護者が納得できる在宅ケアを提供することも大切である。療養者並びにその家族や介護者に関わる情報を、医師など多職種間で共有し、同じ思いでケアすることにより、療養者のQOLは向上すると考える。

　従って、在宅ケアに関わる薬剤師には、薬局の中で調剤しているだけでは見えてこない、療養者の暮らしに即した視点での服薬指導や服薬支援が重要になってくる。

　この項では、高齢の独居患者の在宅ケアに介入し、その家族とともに患者の気持ちに寄り添いながら服薬アドヒアランス改善に貢献した事例を参考に、在宅ケアに関するポートフォリオ作成のあり方を整理する。

必須領域 G

修正前

■ ポートフォリオ事例報告書（認定薬剤師・更新用）

氏　　名	○○　　○○	認定薬剤師番号	第 XXXXXXX 号
事例時期	2015 年 9 月 XX 日　〜　2017 年 2 月 XX 日（終了・継続）		
領　　域	G：在宅ケア	事例発生場所	薬局・病院・在宅・その他
表　　題	認知症・糖尿病・独居の高齢者への関わり		

1. その事例を選んだ理由

　近年、独居高齢者の増加は著しい。離れて暮らすご家族の心配事は数多く、中でも服薬状況や体調変化は大きな心配事だと思われる。また、認知症の高齢者に特化したサービスは決して十分とは言えず、そのためインフォーマルサービスや地域の力を活用することが必要である。今回、地域の薬局・薬剤師として独居高齢者の居宅療養管理指導に関わる機会があり、その中で地域とのつながりの大切さを学び、また独居高齢の母親の生活を心配しながら遠方に暮らす家族に安心を届けられた経験をしたので報告する。

2. 実践した具体的内容

［症例］女性（77 歳）

［現在の診断］認知症、糖尿病、高血圧症、骨粗しょう症

［生活歴］○○県○○市生まれ。3 人姉妹の次女。20 歳で結婚。子育てをしながら畑仕事を手伝う。

［介入の経緯］県内に嫁いだ長女が母親の毎月 1 回の通院のため訪問していたが、同じものを繰り返し購入し冷蔵庫で腐らせてしまったり、薬が台所や寝室から見つかるなど服薬管理が出来なくなってきた。また失禁があっても自分で取り替えようとしなくなり尿臭がある、などの行動が目立ったため介護保険でデイサービスと訪問介護を開始した。しかし、本人は自分では出来ているという気持ちが強く、介護サービス拒否が強かった。血圧が高い、血糖値が高い、認知症の進行が疑われることを理由に薬剤師による居宅療養管理指導の依頼があった。

　［介護拒否］「デイサービスの迎えの車が来ると近所の人に見られてしまう。」と言って早朝自宅から 2km 離れたデイサービスの事業所まで直接断りに行ったというエピソードもある。また、訪問介護に訪れたヘルパーさんが家に入れてもらえないこともしばしばあった。

［本人の気持ち］自分のことは自分でしたい。体力には自信がある。娘には迷惑をかけたくない。

［自立度］障害高齢者の日常生活自立度：A2、認知症高齢者の日常生活自立度：Ⅲ a[1]。

［訪問指示］BP：160/90、BS：200mg/dl、A1c 7.8%。服薬状況確認、アドヒアランス改善が優先事項。

続く➡

続き➡

［介入経過］ケアプランにより、週1回の訪問頻度で開始。残薬は娘さんがすべて廃棄してしまった（本人はかなり怒っていた）。処方薬はすべて一包化調剤し、訪問のたびに7日分持参。訪問時に本人の前で日にちを記入した。「丁寧にしてもらって嬉しい」、「これなら飲み忘れることはないわね」と言って頂いた。ケアマネジャーさんと娘さんからは服薬カレンダーの利用を提案されたが、本人は自立心の強い方と感じたので様子を見ることとした。数回目の訪問時、いつもこたつの上にお茶菓子セットと菓子パンが置いてあることが気になった。尋ねると、お茶菓子は亡くなった夫が好きだったので、いつも切らさずに置いているのだという。そこで、お茶菓子は普段は台所に置いて、お客さんが来た時に持ってくることを提案し納得頂いた。菓子パンは、近所のお友達とコンビニに行ったとき、特に欲しいわけではないが、つい買ってしまうのだという。地域包括支援センターの職員がお友達の家を訪問して相談したところ、コンビニではなく散歩やサロンに誘っていただけることになった。また、主治医には間食を減らす支援を行っていること、服薬アドヒアランスが向上していることを報告した。

［途中経過］服薬状況は改善し声掛けがなくても忘れずに服薬できるようになった。BP：130/80、BS：80〜90mg/dl、A1c：6.2%と改善した。体重は2kg減った。デイサービスは拒否が強かったため中止されたが、近所の方の誘いで太極拳に通い始め運動量は確保されている。ヘルパーさんとは仲良くなり一緒に食事作りを楽しんでいる様子である。一時は「サービス拒否の強い方」として地域ケア会議の事例として取り上げられるに至った方であったが、落ち着いてきたと感じている。

3. プライマリ・ケアに関する考察

　一般的な要支援（介護）高齢者に提供されているサービスは様々なものがあるが、認知症の人に特化したサービスは少ない為、決して十分とは言えない。であればインフォーマルサービスや地域の力を活用することが必要である。幸い、田舎にはいわゆる「おせっかい」な人が多くいる。認知症を病むということが、人の手を借りて生きざるを得ないということであるとすれば、希望は人と人とのつながりに求められなければならない[2]。認知症になっても住み慣れた街で「そのひとらしく」暮らせるよう支援していきたい。

参考文献
1）「障害老人の日常生活自立度（寝たきり度）判定基準」の活用について」（平成3年11月18日　老健第102-2号　厚生省大臣官房老人保健福祉部長通知）
2）桶垣陽子. 私は誰になっていくの？ アルツハイマー病者からみた世界. 訳. 京都：クリエイツかもがわ；2003.

┃ あなたの評価

　事例をよく読み、第2章「2. ポートフォリオの評価」を参考にして
評価表に自分なりの点数を書き入れてみよう。

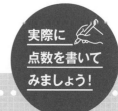

実際に
点数を書いて
みましょう！

評　価　表

大変よい … **3点**　　　よい … **2点**　　　普通 … **1点**　　　不十分 … **0点**

		［評価項目］	［点数］
書き方	1 記述量	● 少なすぎたり、多すぎたりしないか。	
	2 文体	● 誤字、脱字はないか。 ● 適切に句読点が使われているか。 ● 表記や文体に統一性はあるか。	
	3 引用	● 文献や資料を十分に調査・収集し、 　引用元を表記しているか。	
	4 カバーレター （領域と表題）	● 選択した領域は内容に合っているか。 ● 内容を端的に表した表題であるか。	
	5 論理的整合性	● 全体の論旨が通っているか。 　① 伝えたいことは明確か。 　② 論旨がぶれずに展開されているか。 　③ 図やグラフを使うなど見やすさの工夫はあるか。 　④ わかりやすい表現か、簡潔な文章か。	
内容	6 事例の内容の 妥当性	● 総合的に妥当な内容が記述されているか、 　理論の援用が妥当か。 　① 現状から必要な情報が得られているか。 　② 判断や評価のエビデンスはあるか。 　③ 原因の妥当性はあるか。 　④ 原因を取り除く現実的な解決策であるか。	
	7 事例の多面的な 記述	● 独断や知識不足による飛躍や見落としはないか。	
	8 振り返り	● 多角的な視点で事例や自己の分析ができているか。 ● 今後の課題が具体的に提示されているか。	
合計点数			点

▍全体の評価

合計点数	12点 / 24点満点

　このポートフォリオは、薬局薬剤師として地域の独居高齢者の在宅療養支援にも積極的に関わっている事例を取り上げている。この独居高齢者（患者）の家族（娘）は月1回、患者のもとへ訪問し、通院に付きそうなどの介助をしている。しかし、患者が認知症を罹患していることもあり、日常の服薬もままならない状態にある。患者本人のみでの生活は難しく、家族が介護することも非常に難しい状況のなかで、医師の指示を受けた報告者が、その課題に介入している。具体的には、一包化では日付を記入するなど、その患者の生活や環境に配慮しながら、服薬アドヒアランス改善につながる服薬支援を行っている点が評価できる。

　このポートフォリオの全体評価は12点であり、書き方に関する課題としては、展開の組み立て方や記述すべき情報の不足がみられる。また、記述内容については、取り上げた事例において、記述内容の妥当性と今後に向けた現実的な解決策の記述が若干希薄であり、課題といえる。そこでこの項では、さらに評価されるポートフォリオに改善するため、評価表の評価項目のうち、次の3つの項目を中心に、修正・改善ポイント等について解説する。

5　**② 論理的整合性**（論旨がぶれずに展開されているか）

6　**① 事例の内容の妥当性**（現状から必要な情報が得られているか）

6　**④ 事例の内容の妥当性**（原因を取り除く現実的な解決策であるか）

あなたの
採点と比べて
みましょう！

評　価　表

大変よい … **3**点　　　よい … **2**点　　　普通 … **1**点　　　不十分 … **0**点

	[評 価 項 目]		[点 数]
書き方	**1** 記述量	● 少なすぎたり、多すぎたりしないか。	3
	2 文体	● 誤字、脱字はないか。 ● 適切に句読点が使われているか。 ● 表記や文体に統一性はあるか。	2
	3 引用	● 文献や資料を十分に調査・収集し、 　引用元を表記しているか。	1
	4 カバーレター （領域と表題）	● 選択した領域は内容に合っているか。 ● 内容を端的に表した表題であるか。	2
	5 論理的整合性	● 全体の論旨が通っているか。 　① 伝えたいことは明確か。 　② 論旨がぶれずに展開されているか。 　③ 図やグラフを使うなど見やすさの工夫はあるか。 　④ わかりやすい表現か、簡潔な文章か。	1　解説 ➡ 　　P115
内容	**6** 事例の内容の 妥当性	● 総合的に妥当な内容が記述されているか、 　理論の援用が妥当か。 　① 現状から必要な情報が得られているか。 　② 判断や評価のエビデンスはあるか。 　③ 原因の妥当性はあるか。 　④ 原因を取り除く現実的な解決策であるか。	1　解説 ➡ 　　P117
	7 事例の多面的な 記述	● 独断や知識不足による飛躍や見落としはないか。	1
	8 振り返り	● 多角的な視点で事例や自己の分析ができているか。 ● 今後の課題が具体的に提示されているか。	1
合計点数			**12点**

Before-02

必須領域 G	修正中

ポートフォリオ事例報告書（認定薬剤師・更新用）

氏　　名	○○　○○		認定薬剤師番号	第XXXXXXX号
事例時期	2015年9月XX日　〜　2017年2月XX日（終了・継続）			
領　　域	G：在宅ケア		事例発生場所	薬局・病院・在宅・その他
表　　題	認知症・糖尿病・独居の高齢者への関わり			

1. その事例を選んだ理由

　近年、独居高齢者の増加は著しい。離れて暮らすご家族の心配事は数多く、中でも服薬状況や体調変化は大きな心配事だと思われる。また、認知症の高齢者に特化したサービスは決して十分とは言えず、そのためインフォーマルサービスや地域の力を活用することが必要である。今回、地域の薬局・薬剤師として独居高齢者の居宅療養管理指導に関わる機会があり、その中で地域とのつながりの大切さを学び、また独居高齢の母親の生活を心配しながら遠方に暮らす家族に安心を届けられた経験をしたので報告する。

2. 実践した具体的内容

［症例］女性（77歳）

［現在の診断］認知症、糖尿病、高血圧症、骨粗しょう症

［生活歴］○○県○○市生まれ。3人姉妹の次女。20歳で結婚。子育てをしながら畑仕事を手伝う。

［介入の経緯］県内に嫁いだ長女が母親の毎月1回の通院のため訪問していたが、同じものを繰り返し購入し冷蔵庫で腐らせてしまったり、薬が台所や寝室から見つかるなど服薬管理が出来なくなってきた。また失禁があっても自分で取り替えようとしなくなり尿臭がある、などの行動が目立ったため介護保険でデイサービスと訪問介護を開始した。しかし、本人は自分では出来ているという気持ちが強く、介護サービス拒否が強かった。血圧が高い、血糖値が高い、認知症の進行が疑われることを理由に薬剤師による居宅療養管理指導の依頼があった。

［介護拒否］「デイサービスの迎えの車が来ると近所の人に見られてしまう。」と言って早朝自宅から2km離れたデイサービスの事業所まで直接断りに行ったというエピソードもある。また、訪問介護に訪れたヘルパーさんが家に入れてもらえないこともしばしばあった。

［本人の気持ち］自分のことは自分でしたい。体力には自信がある。娘には迷惑をかけたくない。

6-①a▶　［自立度］障害高齢者の日常生活自立度：A2、認知症高齢者の日常生活自立度：Ⅲa[1]。

［訪問指示］BP：160/90、BS：200mg/dl、A1c 7.8%。服薬状況確認、アドヒアランス改善が優先事項。

続く➡

┃ ポートフォリオ改善の焦点と解説

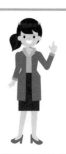

> ## POINT
>
> ● 展開をぶれずに組み立てよう
>
> ● 展開に合わせて必要な情報を記述しよう
>
> ● 現実的な解決策を整理して記述しよう

5 ② 論理的整合性 (論旨がぶれずに展開されているか)

> ☑ 論旨をぶれずに展開すると、
>
> 1. 事例の時間の流れが理解しやすく、薬剤師の関与による患者の状態の変化がわかりやすくなる。
>
> 2. 事例における薬剤師の介入がどのような改善につながったかがわかりやすくなる。

　在宅ケアの現場では様々な医療・介護職種が関与することはよくあるが、ポートフォリオの作成においては、自身がその事例ではどのように実践して、どのような改善ができたかを焦点とする。そのためには、自ら実践した具体的な内容を記述することが必要である。

◀5-②a	「2. 実践した具体的内容」の[介入経過]において、始めに「処方薬はすべて一包化調剤し、訪問のたびに7日分持参。(中略)本人は自立心の強い方と感じたので様子を見ることとした」と、在宅での具体的な介入エピソードがあり、薬剤師による居宅療養管理の必要性とその関与により患者に変化がみられたことがわかる点は評価できる。
◀5-②b	続いて[介入経過]の記述の後段に「地域包括支援センターの職員がお友達の家を訪問して相談したところ、コンビニではなく散歩やサロンに誘っていただけることになった」とあるが、これは他の職種の動きであり、薬剤師の介入が読み取れない。
◀5-②c	さらに[介入経過]の最後に、「主治医には間食を減らす支援を行っていること、服薬アドヒアランスが向上していることを報告した」とあるが、それが他の医療・介護職種にどうつながって、どのような結果が得られたのか不明である。全体を通し、誰が何を行ったのか、そしてその結果がどうであったのか、などを整理して記述すると良い。特に、薬剤師として在宅ケアにどう介入したかに絞って記述すると良い。

続き➡

［介入経過］ケアプランにより、週1回の訪問頻度で開始。残薬は娘さんがすべて廃棄してしまった（本人はかなり怒っていた）。処方薬はすべて一包化調剤し、訪問のたびに7日分持参。訪問時に本人の前で日にちを記入した。「丁寧にしてもらって嬉しい」、「これなら飲み忘れることはないわね」と言って頂いた。ケアマネジャーさんと娘さんからは服薬カレンダーの利用を提案されたが、本人は自立心の強い方と感じたので様子を見ることとした。数回目の訪問時、いつもこたつの上にお茶菓子セットと菓子パンが置いてあることが気になった。尋ねると、お茶菓子は亡くなった夫が好きだったので、いつも切らさずに置いているのだという。そこで、お茶菓子は普段は台所に置いて、お客さんが来た時に持ってくることを提案し納得頂いた。菓子パンは、近所のお友達とコンビニに行ったとき、特に欲しいわけではないが、つい買ってしまうのだという。地域包括支援センターの職員がお友達の家を訪問して相談したところ、コンビニではなく散歩やサロンに誘っていただけることになった。また、主治医には間食を減らす支援を行っていること、服薬アドヒアランスが向上していることを報告した。

5-②a

5-②b

5-②c

［途中経過］服薬状況は改善し声掛けがなくても忘れずに服薬できるようになった。BP：130/80、BS：80～90mg/dl、A1c：6.2%と改善した。体重は2kg減った。デイサービスは拒否が強かったため中止されたが、近所の方の誘いで太極拳に通い始め運動量は確保されている。ヘルパーさんとは仲良くなり一緒に食事作りを楽しんでいる様子である。一時は「サービス拒否の強い方」として地域ケア会議の事例といて取り上げられるに至った方であったが、落ち着いてきたと感じている。

3. プライマリ・ケアに関する考察

6-④a

　一般的な要支援（介護）高齢者に提供されているサービスは様々なものがあるが、認知症の人に特化したサービスは少ない為、決して十分とは言えない。であればインフォーマルサービスや地域の力を活用することが必要である。幸い、田舎にはいわゆる「おせっかい」な人が多くいる。認知症を病むということが、人の手を借りて生きざるを得ないということであるとすれば、希望は人と人とのつながりに求められなければならない[2]。認知症になっても住み慣れた街で「そのひとらしく」暮らせるよう支援していきたい。

参考文献
1) 「障害老人の日常生活自立度（寝たきり度）判定基準」の活用について」（平成3年11月18日　老健第102-2号　厚生省大臣官房老人保健福祉部長通知）
2) 桧垣陽子.私は誰になっていくの? アルツハイマー病者からみた世界.訳.京都:クリエイツかもがわ;2003.

6 ① 事例の内容の妥当性 (現状から必要な情報が得られているか)

☑ **展開に合わせて必要な情報を記述すると、**
1. 薬剤師の具体的な介入が把握できる。
2. 薬剤師の業務の妥当性を一層明確にできる。

事例と向き合いどのような学習をしたか、考察において振り返りをするためにも、展開に合わせて患者の客観的情報、経過など必要な情報を詳細に記述することは必要である。

◀6-①a
「2. 実践した具体的内容」の[自立度]に「障害高齢者の日常生活自立度：A2」と「認知症高齢者の日常生活度：IIIa」と記載されているが、具体的にどの程度の自立度なのか不明である。それらを表などの形で示せば、患者の自立度や生活の仕方などがわかり、その後の介入内容の妥当性を示す上でも有用である。

6 ④ 事例の内容の妥当性 (原因を取り除く現実的な解決策であるか)

☑ **現実的な解決策を整理して記述すると、**
1. 実践の中で自らが行動したことや工夫を明確にできる。
2. 省察により今後の学習につながる。

◀6-④a
現実的な解決策を整理して記述しよう。「3. プライマリ・ケアに関する考察」では、在宅ケアにおける薬剤師の必要性について、かなり広い視点で記述されている。そのため一般論の記述と受け止められるほど、内容が希薄になっている。そこでまず、服薬アドヒアランスが悪かった原因に対し、報告者自らがどのような解決策をもって行動したか、具体的な省察や振り返りについて記述する必要がある。さらに、省察したことで得られる自分自身の成長とそれによる更なる学びと今後の課題なども記述すると良い。今後、同様な事例を経験した際に、どのように改善ができるかの参考になり、今後の学習にもつながる。

必須領域 G　**修正後**

▍ポートフォリオ事例報告書（認定薬剤師・更新用）

氏　　名	○○　○○		認定薬剤師番号	第XXXXXXX号
事例時期	2015年9月XX日　〜　2017年2月XX日（終了・継続）			
領　　域	G：在宅ケア		事例発生場所	薬局・病院・在宅・その他
表　　題	認知症・糖尿病・独居の高齢者への関わり			

1. その事例を選んだ理由

　近年、独居高齢者の増加は著しい。離れて暮らすご家族の心配事は数多く、中でも服薬状況や体調変化は大きな心配事だと思われる。また、認知症の高齢者に特化したサービスは決して十分とは言えず、そのためインフォーマルサービスや地域の力を活用することが必要である。今回、地域の薬局・薬剤師として独居高齢者の居宅療養管理指導に関わる機会があり、その中で地域とのつながりの大切さを学び、また独居高齢の母親の生活を心配しながら遠方に暮らす家族に安心を届けられた経験をしたので報告する。

2. 実践した具体的内容

［症例］女性（77歳）

［現在の診断］認知症、糖尿病、高血圧症、骨粗しょう症

［生活歴］○○県○○市生まれ。3人姉妹の次女。20歳で結婚。子育てをしながら畑仕事を手伝う。

［介入の経緯］県内に嫁いだ長女が毎月1回訪問していた。介護保険でデイサービスと訪問介護を開始したが、本人はプライドが高く、介護サービスを利用したがらなかった。「デイサービスの迎えの車が来ると近所の人に見られてしまう」と言って早朝自宅から2km離れたデイサービスの事業所まで直接断りに行ったり、訪問介護に訪れたヘルパーさんを家に入れなかったりしたこともしばしばあったとのこと。残薬が多く、服薬管理目的で薬剤師による居宅療養管理指導の依頼があった。

［本人の気持ち］自分のことは自分でしたい。長女には迷惑をかけたくない。

［自立度］障害高齢者の日常生活自立度：A2、認知症高齢者の日常生活自立度：Ⅲa[1]。

続く➡

| 必須領域 G | | | **修正後** | |

続き➡

生活自立	ランク J	何らかの障害等を有するが、日常生活はほぼ自立しており独力で外出する 1. 交通機関等を利用して外出する 2. 隣近所へなら外出する
準寝たきり	ランク A	屋内での生活は概ね自立しているが、介助なしには外出しない 1. 介助により外出し、日中はほとんどベッドから離れて生活する 2. 外出の頻度が少なく、日中も寝たり起きたりの生活をしている
寝たきり	ランク B	屋内での生活は何らかの介助を要し、日中もベッド上の生活が主体であるが、座位を保つ 1. 車いすに移乗し、食事、排泄はベッドから離れて行う 2. 介助により車いすに移乗する
	ランク C	1日中ベッド上で過ごし、排泄、食事、着替において介助を要する 1. 自力で寝返りをうつ 2. 自力では寝返りもうたない

I	何らかの認知症を有するが、日常生活は家庭内及び社会的にほぼ自立している。		
II	日常生活に支障を来すような症状、行動や意思疎通の困難さが多少見られても、誰かが注意していれば自立できる。	IIa	家庭外で左記IIの状態が見られる。
		IIb	家庭内でも左記IIの状態が見られる。
III	日常生活に支障を来すような症状、行動や意思疎通の困難さがときどき見られ、介護を必要とする。	IIIa	日中を中心として左記IIIの状態が見られる。
		IIIb	夜間を中心として左記IIIの状態が見られる。
IV	日常生活に支障を来すような症状、行動や意思疎通の困難さが頻繁に見られ、常に介護を必要とする。		
V	著しい精神症状や問題行動あるいは重篤な身体疾患が見られ、専門医療を必要とする。		

［訪問指示］服薬状況確認、アドヒアランス改善が優先事項。

［介入経過］長女の希望により、週1回の訪問頻度で開始。残薬はかなり多くあったようだが、訪問開始前に長女がすべて廃棄してしまったため飲み忘れの頻度については把握できなかった。キーパーソンである長女が遠方に暮らしているため、課題となる服薬管理と安全な暮らしを維持することを目標に訪問を開始した。

① 処方薬はすべて一包化調剤し、訪問のたびに7日分持参した。

② 訪問時に本人の前で日にちを記入した。「丁寧にしてもらって嬉しい」、「これなら飲み忘れることはないわね」と言っていただいた。ケアマネジャーと長女から服薬カレンダーの利用を提案されたが、本人は自立心の強い方だと感じ、利用せずにしばらく様子を見ることとした。また、週1回訪問するヘルパーに、訪問時に服薬してますかなどと声を掛けてくれるようお願いした。

③ 訪問を開始すると、いつもこたつの上にお茶菓子セットと菓子パンが置いてあること、訪問時に炭酸ジュースを出してくれることが気になった。尋ねると、お茶菓子は亡くなった夫が好きだった

続く➡

必須領域

G **修正後**

After

続き➡

ので、いつも切らさずに置いているのだという。そこで、お茶菓子は普段は台所に置いて、来客の際に持ってくることを提案し納得いただいた。この点、関係者にも連絡し、特にヘルパーに協力をお願いした。

④ 菓子パンと炭酸ジュースは、近所の友人に誘われてコンビニに行ったとき、特に欲しいわけではないが、つい買ってしまうのだという。そこで地域包括支援センターの職員に、その友人宅を訪問してこの件について相談してくれるよう依頼した。その結果、友人からはコンビニではなく散歩やサロンに誘っていただけることになった。

⑤ 主治医には間食を減らす支援を行っていること、服薬アドヒアランスが向上していることを報告し、SU 剤の減量を提案したところ、SU 剤は中止することとなった。

⑥ 低血糖リスクの高い SU 剤が中止になったことはすぐに長女に連絡し、喜んでいただいた。

［結果］服薬アドヒアランスは改善し、忘れずに服薬できるようになった。血圧・血糖値は安定した。体重は 2kg 減った。デイサービスは強く拒否されたため中止されたが、近所の方の誘いで太極拳に通い始めた。ヘルパーと仲良くなり一緒に食事作りを楽しんでいる様子である。長女からは「服薬状況や体調変化について毎月連絡をもらえるので安心している」と言っていただいた。

3. プライマリ・ケアに関する考察

　本人の能力を勘案した服薬支援を行ったこと、インフォーマルサービスを含め、多くの人々の支援を受けたことで、本人に良い変化をもたらした。しかし、関わる人が多くなったため、途中でサービス担当者会議等を開催すればもっと速やかにかつ効率よく情報共有でき、さらに在宅ケアの質が向上したと考えられる。離れて暮らすご家族の心配ごとは多くあるが、中でも服薬状況や体調変化は大きな心配事だと思われる。ご家族への定期的な報告は安心を届けることにつながる。

　一般的な要支援（介護）高齢者に提供されているサービスは様々なものがあるが、認知症の高齢者に特化したサービスは決して十分とは言えない。そのためインフォーマルサービスや地域の力を活用することが必要である。認知症を病むということが、人の手を借りて生きざるを得ないということであるとすれば、希望は人と人とのつながりに求められなければならない[2]。一人暮らしの高齢者が隣近所との付き合いを継続しながら地域の中で孤立することなく、認知症になっても住み慣れた街で「そのひとらしく」暮らせるよう地域の医療と介護を繋ぐハブとして支援していきたい。

参考文献
1)「障害老人の日常生活自立度（寝たきり度）判定基準」の活用について」（平成 3 年 11 月 18 日　老健第 102－2 号　厚生省大臣官房老人保健福祉部長通知）
2) 桧垣陽子. 私は誰になっていくの？ アルツハイマー病者からみた世界. 訳. 京都:クリエイツかもがわ;2003.

コ ラ ム

在宅業務における薬剤師の評価

　地域包括ケアシステムは『高齢になっても、疾病を抱えても、ひとり暮らしになっても自宅等の住み慣れた生活の場で療養し、自分らしい生活を続けたい。』を叶えるというのが理想であろう。その中で薬剤師が患者宅等を訪問して、専門性を発揮し服薬支援等を行うことに対して診療報酬並びに介護報酬で評価されている。実際の訪問が始まるきっかけは様々だが、医師・歯科医師からの訪問指示と本人・家族の同意が必要である。

　診療・介護報酬上の評価として、それぞれ在宅患者訪問薬剤管理指導料、居宅療養管理指導料が、単一建物診療患者の人数（1人／2人以上9人以下／それ以外の場合）に従い、患者1人につき月4回（末期の悪性腫瘍の患者及び中心静脈栄養法の対象患者では週2回かつ月8回）に限り算定できる。また、診療報酬上、患者急変等に伴い医師の求めにより緊急に患家を訪問し必要な薬学的管理指導を行った場合に「在宅患者緊急訪問薬剤管理指導料」が、医師の求めにより医師、歯科医師、訪問看護師、ケアマネジャー等と共同カンファレンスを行い、必要な薬学的管理指導を実施した場合には「在宅患者緊急時等共同指導料」が算定（在宅患者緊急訪問薬剤管理指導料の併算定はできない）できる。

　在宅医療はチーム医療である。訪問を始める際には患者・家族の意向を確認し主治医、ケアマネジャー、訪問看護師など多職種からの情報を得ること。また、退院前（時）カンファレンスにも積極的に参加し、サービス担当者とも充分に情報共有することが大切である。患者本人の目標を在宅チームのメンバーが共通の目標とし、それぞれの専門性を発揮し、お互いの専門領域を少しだけオーバーラップすることが重要と考える。

（星 利佳）

薬局薬剤師の在宅業務の評価（点数）について（2019年度現在）

医療保険		介護保険	
在宅患者訪問薬剤管理指導料		居宅療養管理指導料	
区分	同一日・同一建物居住者以外	区分	同一日・同一建物居住者以外
	同一日・同一建物居住者		同一日・同一建物居住者

それぞれ月4回まで（算定間隔は6日以上）

- ○　入院中の患者について病院での共同指導を評価
  退院時共同指導料（入院中月1回）
- ○　急変等の場合に主治医の求めに応じた訪問を評価
  在宅患者緊急訪問薬剤管理指導料（月4回まで）
- ○　急変に伴い主治医の求めに応じカンファレンス参加と指導を評価
  在宅患者緊急時等共同指導料（月2回まで）
- ○　重複投薬等の防止に向けた照会に伴う処方変更を評価
  在宅患者重複投薬・相互作用等防止管理料
- ○　訪問薬剤管理指導の体制と実績を評価
  在宅患者調剤加算（調剤料の加算点数）

参考文献
1）保険薬局業務指針2018年度版　日本薬剤師会編　薬事日報社　2018年
2）日本薬剤師会ホームページ　在宅医療・介護保険関連情報「在宅服薬支援マニュアル」

必須領域

H

セルフメディケーションに必要な
OTC・健康食品・漢方薬などの知識と活用

必須領域Hの特徴

　セルフメディケーションとは、「自分自身の健康に責任を持ち、軽度な身体の不調は自分で手当てすること」とWHOにより定義されている。つまり自分自身で健康管理を行い、未病であれば生活習慣等の改善などにより発症を予防し、軽度の疾患であれば必要に応じてOTC医薬品、漢方薬、健康食品などを用いて治療することである。高齢化や医療費の増大、過剰な医療機関受診などを背景に、セルフメディケーションの重要性が強調されるようになり、2017年1月からはセルフメディケーション推進のため、セルフメディケーション税制も開始されている。地域住民のセルフケア、セルフメディケーションもプライマリ・ケアに含まれており、プライマリ・ケア認定薬剤師がセルフメディケーション領域において活躍する場面が広がってきている。

　この項では漢方相談の事例から、薬剤師が漢方薬の販売を通じて患者のセルフメディケーション支援を行うことができた実践内容に関するポートフォリオ作成のあり方について整理する。

修正前

Before-01

▌ポートフォリオ事例報告書（認定薬剤師・更新用）

氏　名	○○　○○	認定薬剤師番号	第XXXXXXX号
事例時期	2017年2月XX日　〜　2017年3月XX日（終了・継続）		
領　域	H：セルフメディケーションに必要なOTC・健康食品・漢方薬などの知識と活用	事例発生場所	薬局・病院・在宅・その他
表　題	薬局で漢方相談を受けて市販の漢方薬で効果が確認できた事例		

1. その事例を選んだ理由

　薬局薬剤師は地域の方々のセルフメディケーションに関わることが多く、様々な薬局アイテムで対応することがある。そのアイテムの中には市販の漢方薬もあり、漢方相談を目的として来局する場合もある。こういった相談を受けて市販の漢方薬を販売することはたびたびあるが、販売だけで終わることが多い。その中、詳しく生活環境等を伺い、「証」を考えて、市販の漢方薬を販売した後、再度来局され、効果を確認できた事例があったため報告する。

2. 実践した具体的内容

【症例】

　40代　女性

【症状や生活環境】

　30〜40分の間隔で顔、首、背中にだらだらとした汗が多く出て、しばらくするとひく。命の母®を服用して、その間隔が1〜2時間になったが、まだ治らない。汗が出てくる直前、感覚として出てくるのがわかる。仕事は航空会社の客室乗務員。以前は国内線での勤務だったが、国際線へ配属が替わった。症状はその時期あたりから出ていた気がするとのこと。そして、生理が1ヵ月に1回の間隔から2ヵ月に1回の間隔へ延びていた。体形は細身。体力があり元気だが、冷え性とのこと。

【対応】

　異常な発汗の「証」をどのように考えればよいのか難しかったため、まずは考えやすい「証」から考えた。仕事の環境が変わって生活リズムが変わったことも一因であるかもしれないが、生理が延長していることから血虚であること、冷え性があるということから寒証であること、体力があって元気とのことだが体形が細身であることから虚証もあるかもしれないと考え、血を補い、血行を良くする当帰芍薬散を考えた。また、異常な発汗は体内の水の巡りが良くないために起こっている可能性も考え、当帰芍薬散の利水効果も期待した。しかし、店頭には当帰芍薬散の商品が無く、代わりに当帰芍薬散に人参、桂皮、甘草を加味し、当帰芍薬散によってまれにおこる胃もたれを防ぎ、応用範囲も広い人参當芍散®の在庫があった。そこでを人参當芍散®を提案し、45包15日分を購入、服

続く➡

修正前

続き➡

用していただいた。数日後、再来局され、汗が止まったと話され、人参當芍散90包30日分を再度購入された。

〈それぞれの構成生薬〉

　当帰芍薬散：当帰、川芎、芍薬、沢瀉、蒼朮、茯苓

　人参當芍散®：当帰、川芎、芍薬、沢瀉、白朮（蒼朮）、茯苓、人参、桂皮、甘草

3. プライマリ・ケアに関する考察

　セルフメディケーションにおいては漢方薬のニーズもあり、患者の状態を考えて対応することもある。そして、漢方薬を選択する際には「証」を考える必要がある。今回、患者から伺った話から、生理の延長と冷え、細身の体形から血虚や寒証、虚証といった「証」が考えられたので、まずは婦人系の血虚とみて人参當芍散®を選択した。しかし、主訴である異常な発汗の「証」はどのように考えたらよいのか難しかった。そこで、気・血・水の考えから、汗は体を巡る水の一部であり、この患者は水が上手く体を巡ることができていない水滞、つまり水の代謝が悪い状態にある。そして、上手く巡れない水が漏れ出て、異常な発汗になったと考えられた。さらに、虚証のため水を引き留める力も弱くなっていることも異常な発汗につながっていると考えられ、人参當芍散®による利水効果も期待した。結果、再来局された時には、異常な発汗が無くなったとのお話を伺うことができた。今回は考えた「証」が合う正しい漢方薬を選ぶことができ、症状が改善したと思われる。今後の課題としては、最初に患者と話した時、聞き取る情報が不十分であったため、他にも色々聞き出せれば「証」を考えやすかったのではないかと思う。必要と思われることは十分に話を聞くことと、再来局されて話した時に経過の確認が不十分だったため、十分に経過の確認をすることである。

　今回は症状が改善したが、改善しなかった時の対応も考えておかなければならない。

　症状が改善しなければ当初考えた「証」が必ずしも正しかったとは言えないため、改めて「証」を考え、他の漢方薬に切り替えたりする必要もある。また今回の場合、発汗や生理期間の延長、冷えといった症状があるので、想定される疾患を考え、受診勧奨する必要もある。さらに、一般の方が、漢方薬は副作用が無く、効き目が緩やかであると話されるのを伺うことがある。今回の患者からはそういった話は無かったが、漢方薬でも副作用が起こることも、効果がすぐ現れるものもある。漢方薬で対応する際には、一般の方に誤った認識があるかもしれないことも考え、間違った認識をしている方には正しい知識を啓発していく必要がある。

参考文献
1）日本プライマリ・ケア連合学会　薬剤師研修ハンドブック　基礎編　南山堂
2）新古方薬嚢　方術信和会
3）漢方薬膳学　横浜薬科大学編　有限会社万来舎

▌あなたの評価

事例をよく読み、第2章「2. ポートフォリオの評価」を参考にして
評価表に自分なりの点数を書き入れてみよう。

実際に
点数を書いて
みましょう！

必須領域
H

評　価　表

大変よい … **3点**　　よい … **2点**　　普通 … **1点**　　不十分 … **0点**

		［評価項目］	［点数］
書き方	1 記述量	● 少なすぎたり、多すぎたりしないか。	
	2 文体	● 誤字、脱字はないか。 ● 適切に句読点が使われているか。 ● 表記や文体に統一性はあるか。	
	3 引用	● 文献や資料を十分に調査・収集し、 　引用元を表記しているか。	
	4 カバーレター （領域と表題）	● 選択した領域は内容に合っているか。 ● 内容を端的に表した表題であるか。	
	5 論理的整合性	● 全体の論旨が通っているか。 　① 伝えたいことは明確か。 　② 論旨がぶれずに展開されているか。 　③ 図やグラフを使うなど見やすさの工夫はあるか。 　④ わかりやすい表現か、簡潔な文章か。	
内容	6 事例の内容の 妥当性	● 総合的に妥当な内容が記述されているか、 　理論の援用が妥当か。 　① 現状から必要な情報が得られているか。 　② 判断や評価のエビデンスはあるか。 　③ 原因の妥当性はあるか。 　④ 原因を取り除く現実的な解決策であるか。	
	7 事例の多面的な 記述	● 独断や知識不足による飛躍や見落としはないか。	
	8 振り返り	● 多角的な視点で事例や自己の分析ができているか。 ● 今後の課題が具体的に提示されているか。	
合計点数			点

全体の評価

合計点数	16点 / 24点満点

　このポートフォリオは、漢方相談で来局した患者の「証」をみて、その「証」に合った市販の漢方薬を販売し、再度来局した患者の症状改善の有無を確認できた事例である。

　漢方では、個々の疾患ではなく、患者の体質・抵抗力・体形・症状などから判断した「証」によって漢方薬を選択しなければならない。「証」の見立てが間違っている場合、服用した漢方薬が効かないだけでなく、副作用などの有害事象があらわれることもある。「証」をみるためには、東洋医学・中医学の知識が必要となる。

　報告内容から患者の職業、勤務状況、生理周期など、信頼関係がなければ聞けないことを聞き取れており、患者に信頼され、かかりつけ薬剤師としての役割を十分に果たしていることが推察される。

　また、患者の訴えに耳を傾け、一つ一つの症状・症状の経過・体形などの患者の状態からどのような「証」なのか熟慮して判断し、該当するであろう「証」に近い漢方薬を選択しようとしている点が評価できる。

　始めに選択した当帰芍薬散が無くても、当帰芍薬散に人参、桂皮、甘草を加味した人参當芍散を選択できる報告者は、漢方薬の知識が豊富で、「証」に応じた漢方薬の選択をしようとしていることがうかがえる。

　この事例の患者が医療機関ではなく、報告者に相談したのは、報告者の漢方薬の知識に信頼を置いていたためであろう。

　記述上の特徴としては、患者の細かな症状、体形、仕事の状況などの記述がしっかりなされており、読む側には、どのような患者なのか思い浮かべやすい。また、それらの情報から、どのように検討し、人参當芍散を選択するに至ったかについてもしっかり記述されており、報告者の対応状況が伝わりやすくなっている。

　このポートフォリオの全体評価は16点であり、書き方に関する課題としては文章が長文で区切りがなく、読みにくいこと。記述内容の課題としては、振り返りにおける事例分析や自己分析、抽出された課題についての記述が不足していることなどである。そこでこの項では、さらに評価されるポートフォリオに改善するため、評価表の評価項目のうち、次の2つの項目を中心に、修正・改善ポイント等について解説する。

5　④ 論理的整合性 (わかりやすい表現か、簡潔な文章か)

8　振り返り (多角的な視点で事例や自己の分析ができているか、今後の課題が具体的に提示されているか)

あなたの
採点と比べて
みましょう！

評 価 表

大変よい … **3点**　　よい … **2点**　　普通 … **1点**　　不十分 … **0点**

[評 価 項 目]　　　　　　　　　　　　　　　[点 数]

<table>
<tr><td rowspan="5">書き方</td><td>1 記述量</td><td>● 少なすぎたり、多すぎたりしないか。</td><td>3</td></tr>
<tr><td>2 文体</td><td>● 誤字、脱字はないか。
● 適切に句読点が使われているか。
● 表記や文体に統一性はあるか。</td><td>2</td></tr>
<tr><td>3 引用</td><td>● 文献や資料を十分に調査・収集し、
　引用元を表記しているか。</td><td>2</td></tr>
<tr><td>4 カバーレター
（領域と表題）</td><td>● 選択した領域は内容に合っているか。
● 内容を端的に表した表題であるか。</td><td>3</td></tr>
<tr><td>5 論理的整合性</td><td>● 全体の論旨が通っているか。
　① 伝えたいことは明確か。
　② 論旨がぶれずに展開されているか。
　③ 図やグラフを使うなど見やすさの工夫はあるか。
　④ わかりやすい表現か、簡潔な文章か。</td><td>1　解説 ➡
　　P129</td></tr>
<tr><td rowspan="3">内容</td><td>6 事例の内容の
妥当性</td><td>● 総合的に妥当な内容が記述されているか、
　理論の援用が妥当か。
　① 現状から必要な情報が得られているか。
　② 判断や評価のエビデンスはあるか。
　③ 原因の妥当性はあるか。
　④ 原因を取り除く現実的な解決策であるか。</td><td>2</td></tr>
<tr><td>7 事例の多面的な
記述</td><td>● 独断や知識不足による飛躍や見落としはないか。</td><td>2</td></tr>
<tr><td>8 振り返り</td><td>● 多角的な視点で事例や自己の分析ができているか。
● 今後の課題が具体的に提示されているか。</td><td>1　解説 ➡
　　P131</td></tr>
<tr><td colspan="2">合計点数</td><td></td><td>16点</td></tr>
</table>

Before-02

必須領域 H	修正中

ポートフォリオ事例報告書（認定薬剤師・更新用）

氏　　名	○○　○○	認定薬剤師番号	第XXXXXXX号
事例時期	2017年2月XX日　〜　2017年3月XX日（終了・継続）		
領　　域	H：セルフメディケーションに必要なOTC・健康食品・漢方薬などの知識と活用	事例発生場所	薬局・病院・在宅・その他
表　　題	薬局で漢方相談を受けて市販の漢方薬で効果が確認できた事例		

1. その事例を選んだ理由

　薬局薬剤師は地域の方々のセルフメディケーションに関わることが多く、様々な薬局アイテムで対応することがある。そのアイテムの中には市販の漢方薬もあり、漢方相談を目的として来局する場合もある。こういった相談を受けて市販の漢方薬を販売することはたびたびあるが、販売だけで終わることが多い。その中、詳しく生活環境等を伺い、「証」を考えて、市販の漢方薬を販売した後、再度来局され、効果を確認できた事例があったため報告する。

2. 実践した具体的内容

【症例】

　40代　女性

【症状や生活環境】

5-④a ▶

　30〜40分の間隔で顔、首、背中にだらだらとした汗が多く出て、しばらくするとひく。命の母®を服用して、その間隔が1〜2時間になったが、まだ治らない。汗が出てくる直前、感覚として出てくるのがわかる。仕事は航空会社の客室乗務員。以前は国内線での勤務だったが、国際線へ配属が替わった。症状はその時期あたりから出ていた気がするとのこと。そして、生理が1ヵ月に1回の間隔から2ヵ月に1回の間隔へ延びていた。体形は細身。体力があり元気だが、冷え性とのこと。

【対応】

　異常な発汗の「証」をどのように考えればよいのか難しかったため、まずは考えやすい「証」から考えた。仕事の環境が変わって生活リズムが変わったことも一因であるかもしれないが、生理が延長していることから血虚であること、冷え性があるということから寒証であること、体力があって元気とのことだが体形が細身であることから虚証もあるかもしれないと考え、血を補い、血行を良くする当帰芍薬散を考えた。また、異常な発汗は体内の水の巡りが良くないために起こっている可能性も考え、当帰芍薬散の利水効果も期待した。しかし、店頭には当帰芍薬散の商品が無く、代わりに ◀5-④b
当帰芍薬散に人参、桂皮、甘草を加味し、当帰芍薬散によってまれにおこる胃もたれを防ぎ、応用範囲も広い人参當芍散®の在庫があった。そこでを人参當芍散®を提案し、45包15日分を購入、服

続く➡

┃ ポートフォリオ改善の焦点と解説

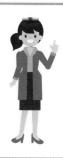

POINT

● 箇条書き・適宜改行などで見やすいレイアウトに

● 自己分析や課題を具体的に提示しよう

---

5 **④ 論理的整合性** (わかりやすい表現か、簡潔な文章か)

☑ **文章の羅列 (長文・改行なし) のデメリット**

1. 評価者が読みにくい
2. 内容が整理されず理解しにくい
3. 文章の濃淡がはっきりせず焦点が伝わりにくい

　箇条書き・改行を有効に使おう。このポートフォリオは、全体を通じて文章表現だけで、そのうえ改行があまりないため、読みにくい印象を与える。

　ポートフォリオは報告者が印象的であったと思う事例を記述するため、あれもこれもと盛り込みがちになり、その結果、文章の羅列になってしまうことがある。一般的にも長い文章の羅列は、読む側にとって理解しやすいものではない。そこで適宜箇条書きにしたり、あるいは必要に応じて改行したりする必要がある。また、図表を使うことも読みやすさを向上させる。

◀5-④a	例えば、「2. 実践した内容」のなかで【症状や生活環境】の記述内容を箇条書きにして整理することで、患者の状態がわかりやすくなる。【対応】についても、患者の「証」の見立てや漢方薬の選択について箇条書きで記述することにより、どのように患者の「証」に合った漢方薬の販売が行われたかが、読み手に理解されやすくなる。
◀5-④b	さらに「2. 実践した内容」の【対応】において、当初推薦しようとした漢方薬と実際に販売した漢方薬の構成生薬を、〈それぞれの構成生薬〉として文章の中に入れ込んでいるが、表形式で表現することで、文中に埋没することなく、違いもはっきりわかる。始めに選んだ当帰芍薬散と最終的に選んだ人参芍散の構成生薬について、その違い(人参、桂皮、甘草)を強調することで、報告者の実践内容が、より理解されやすくなる。
◀5-④c	また、「3. プライマリ・ケアに関する考察」においても、自己分析や振り返りに関する記述が羅列されており、適宜、区切って改行し、時系列に整理するとさらに読みやすくなる。

必須領域

H　修正中

Before-02

続き➡

5-④a

用していただいた。数日後、再来局され、汗が止まったと話され、人参當芍散90包30日分を再度購入された。

〈それぞれの構成生薬〉

5-④b

　当帰芍薬散：当帰、川芎、芍薬、沢瀉、蒼朮、茯苓

　人参當芍散®：当帰、川芎、芍薬、沢瀉、白朮（蒼朮）、茯苓、人参、桂皮、甘草

3. プライマリ・ケアに関する考察

5-④c

　セルフメディケーションにおいては漢方薬のニーズもあり、患者の状態を考えて対応することもある。そして、漢方薬を選択する際には「証」を考える必要がある。今回、患者から伺った話から、生理の延長と冷え、細身の体形から血虚や寒証、虚証といった「証」が考えられたので、まずは婦人系の血虚とみて人参當芍散®を選択した。しかし、主訴である異常な発汗の「証」はどのように考えたらよいのか難しかった。そこで、気・血・水の考えから、汗は体を巡る水の一部であり、この患者は水が上手く体を巡ることができていない水滞、つまり水の代謝が悪い状態にある。そして、上手く巡れない水が漏れ出て、異常な発汗になったと考えられた。さらに、虚証のため水を引き留める力も弱くなっていることも異常な発汗につながっていると考えられ、人参當芍散®による利水効果も期待した。結果、再来局された時には、異常な発汗が無くなったとのお話を伺うことができた。今回は考えた「証」が合う正しい漢方薬を選ぶことができ、症状が改善したと思われる。今後の課題としては、最初に患者と話した時、聞き取る情報が不十分であったため、他にも色々聞き出せれば「証」を考えやすかったのではないかと思う。必要と思われることは十分に話を聞くことと、再来局されて話した時に経過の確認が不十分だったため、十分に経過の確認をすることである。

8-a

　今回は症状が改善したが、改善しなかった時の対応も考えておかなければならない。

8-b

　症状が改善しなければ当初考えた「証」が必ずしも正しかったとは言えないため、改めて「証」を考え、他の漢方薬に切り替えたりする必要もある。また今回の場合、発汗や生理期間の延長、冷えといった症状があるので、想定される疾患を考え、受診勧奨する必要もある。さらに、一般の方が、漢方薬は副作用が無く、効き目が緩やかであると話されるのを伺うことがある。今回の患者からはそういった話は無かったが、漢方薬でも副作用が起こることも、効果がすぐ現れるものもある。漢方薬で対応する際には、一般の方に誤った認識があるかもしれないことも考え、間違った認識をしている方には正しい知識を啓発していく必要がある。

8-c

参考文献
1）日本プライマリ・ケア連合学会　薬剤師研修ハンドブック　基礎編　南山堂
2）新古方薬嚢　方術信和会
3）漢方薬膳学　横浜薬科大学編　有限会社万来舎

8 **振り返り**（多角的な視点で事例や自己の分析ができているか、今後の課題が具体的に提示されているか）

☑ **考察の書き方のポイント**

1. 振り返りと次回に繋がる改善点の記述
2. 今後の課題を記述する
3. 考察で用いた文献は適宜示す

◀ 8-a

　　今後に繋がる振り返りが重要である。「3. プライマリ・ケアに関する考察」の前段に、今後の課題について、「他にも色々聞きだせば（中略）十分に経過の確認をすることである」との記述がある。当初の来店時、患者から症状・生活状況の聞き取りが足りず、再来店後の対応も不十分であったことに対し改善する必要がある、と振り返りをしている点は評価できる。

　　しかし、具体的に聞き出さなければいけない内容については記述がなく、読む側にとっても、報告者が何を問題点としていたのかが伝わりづらい。適宜、具体的に記述する必要がある。次に同じような事例に遭遇した際に、聞き洩らしが無い適切な対応につながる。

◀ 8-b

　　また、「3. プライマリ・ケアに関する考察」の後段で、受診勧奨が必要となる可能性がある症状についての気づきが示されているが、対応する具体的な疾患が示されていない。これらを整理して記述しておくと、同様の事例に遭遇した際に、セルフメディケーションでの対応あるいは受診勧奨といった判断に役立つであろう。

◀ 8-c

　　なお、「さらに、よく一般の方が、漢方薬は副作用が無く、効き目が緩やかであると（中略）伺うことがある」と、漢方薬に関する誤解等に関する記述があるが、事例の振り返りに盛り込む場合は「一般的」な話題としての位置づけで記述するとよい。

参考文献
草場鉄周. ポートフォリオ実例集. 南山堂. 2018.7.1：4-5

必須領域

H **修正後**

After

▎**ポートフォリオ事例報告書（認定薬剤師・更新用）**

氏　名	○○　○○		認定薬剤師番号	第 XXXXXXX 号
事例時期	2017年2月XX日　〜　2017年3月XX日（終了）継続）			
領　域	H： セルフメディケーションに必要なOTC・ 　　健康食品・漢方薬などの知識と活用		事例発生場所	薬局・病院・在宅・その他
表　題	薬局で漢方相談を受けて市販の漢方薬で効果が確認できた事例			

1. その事例を選んだ理由

　薬局薬剤師は地域の方々のセルフメディケーションに関わることが多く、様々な薬局アイテムで対応することがある。そのアイテムの中には市販の漢方薬もあり、漢方相談を目的として来局する場合もある。こういった相談を受けて市販の漢方薬を販売することはたびたびあるが、販売だけで終わることが多い。その中、詳しく生活環境等を伺い、「証」を考えて、市販の漢方薬を販売した後、再度来局され、効果を確認できた事例があったため報告する。

2. 実践した具体的内容

【症例】40代　女性

【症状や生活環境】

- 30〜40分の間隔で顔、首、背中にだらだらとした汗が多く出て、しばらくするとひく。命の母®を服用して、その間隔が1〜2時間になったが、まだ治らない。汗が出てくる直前、感覚として出てくるのがわかる。
- 仕事は航空会社の客室乗務員。以前は国内線での勤務だったが、国際線へ配属が替わった。症状はその時期あたりから出ていた気がする。
- 生理が1ヵ月に1回の間隔から2ヵ月に1回の間隔へ延びていた。体形は細身。体力があり元気だが、冷え性。

【対応】

　異常な発汗の「証」をどのように考えればよいのか難しかったため、まずは考えやすい「証」から考えた。

- 仕事の環境が変わって生活リズムが変わったことも一因であるかもしれないが、生理が延長していることから血虚。
- 冷え性があるということから寒証。
- 体力があって元気とのことだが体形が細身であることから虚証もあるかもしれない。
- 異常な発汗は体内の水の巡りが良くないために起こっている可能性がある。

続く➡

必須領域 **H**　**修正後**

続き➡

　以上の点から、血を補い、血行を良くし、利水効果も期待できる当帰芍薬散の適用を考えた。

　しかし、店頭には当帰芍薬散の商品が無く、代わりに当帰芍薬散に人参、桂皮、甘草を加味し、当帰芍薬散によってまれにおこる胃もたれを防ぎ、応用範囲も広い人参當芍散®の在庫があったため、人参當芍散®を提案し、45包15日分を購入、服用していただいた。数日後、再来局され、汗が止まったと話され、人参當芍散90包30日分を再度購入された。

構成生薬の働き	血を補い血行を良くする			水分の代謝異常を改善する			胃もたれを防ぐ等		
当帰芍薬散	当帰	川芎	芍薬	沢瀉	蒼朮	茯苓			
人参當芍散®	当帰	川芎	芍薬	沢瀉	白朮 （蒼朮）	茯苓	人参	桂皮	甘草

3. プライマリ・ケアに関する考察

　セルフメディケーションにおいては漢方薬のニーズもあり、患者の状態を考えて対応することもある。そして、漢方薬を選択する際には「証」を考える必要がある。

　今回、患者から伺った話から、生理の延長と冷え、細身の体形から血虚や寒証、虚証といった「証」が考えられたので、まずは婦人系の血虚とみて人参當芍散®を選択した。しかし、主訴である異常な発汗の「証」はどのように考えたらよいのか難しかった。

　そこで、気・血・水の考えから、汗は体を巡る水の一部であり、この患者は水が上手く体を巡ることができていない水滞、つまり水の代謝が悪い状態にある。そして、上手く巡れない水が漏れ出て異常な発汗になったと考えられた。さらに、虚証のため水を引き留める力も弱くなっていることも異常な発汗につながっていると考えられ、人参當芍散®による利水効果も期待した。

　結果、再来局された時には、異常な発汗が無くなったとのお話を伺うことができた。今回は考えた「証」が合う正しい漢方薬を選ぶことができ、症状が改善したと思われる。

　今後の課題としては、最初に患者と話した時、食生活や水分の摂取状況、浮腫みや尿の状態についても確認できれば水滞の可能性を考慮した「証」を考えやすかったのではないかと思う。必要と思われることは十分に話を聞く必要がある。また、再来局されて話した時に生理の延長や冷えについて経過確認ができなかったため、服薬後の経過を十分に確認するように努めることである。

　今回は症状が改善したが、改善しなかった時の対応も考えておかなければならない。

　症状が改善しなければ当初考えた「証」が必ずしも正しかったとは言えないため、改めて「証」を考え、他の漢方薬に切り替えたりする必要もある。また今回の場合、発汗に関しては自律神経系の疾患や甲状腺機能亢進症等、生理期間が延長など生理不順については子宮筋腫や子宮内膜症等の可能性が考えられる。また、冷えでは自律神経系の失調や貧血等が考えられ、**想定される疾患を考え受診勧奨する必要もある。**

続く➡

H　修正後

続き➡

　一般的な漢方薬のイメージとして、漢方薬は副作用が無く、効き目が緩やかであるという誤解がある。今回の患者からはそういった話は無かったが、漢方薬でも副作用が起こることも、効果がすぐ現れるものもある。漢方薬で対応する際には、一般の方に誤った認識があるかもしれないことも考え、間違った認識をしている方には正しい知識を啓発していく必要がある。

参考文献
1）日本プライマリ・ケア連合学会 薬剤師研修ハンドブック 基礎編　南山堂
2）新古方薬嚢　方術信和会
3）漢方薬膳学 横浜薬科大学編　有限会社万来舎
4）漢方薬・生薬薬剤師講座テキスト　公益財団法人 日本薬剤師研修センター

必須領域 H　コラム

「漢方」という名称の由来

　明治維新まで日本の医学といえば中国伝来の医学を指し、特に漢方という呼び方はしていませんでした。江戸中期、オランダから西洋医学が伝えられ、幕末にはかなり普及し、これを蘭方と呼んでいました。明治になり近代文明を取り入れ、富国強兵を推し進める政府は、多数の患者を対象に消毒や手術が必要な軍陣医学に中国伝来の医学は適さないとして、西洋医学を日本の医学とする制度を定めました。以降、日本で医学といえば西洋医学を指すことになりました。この西洋医学に対して、それまで日本の医療を担ってきた中国伝来の医学を漢方と呼ぶようになり、漢方治療に用いる薬物を漢方薬と呼ぶようになりました。

　なお、「漢方」という名称は日本独自のもので、漢は「漢の時代」、方は「処方」、「医学」を意味しています。中国の漢の時代に集大成された医学が今日の漢方医学の基礎になったため、漢の時代の医学という意味で「漢方」と名付けられたのです。

（栁 直樹）

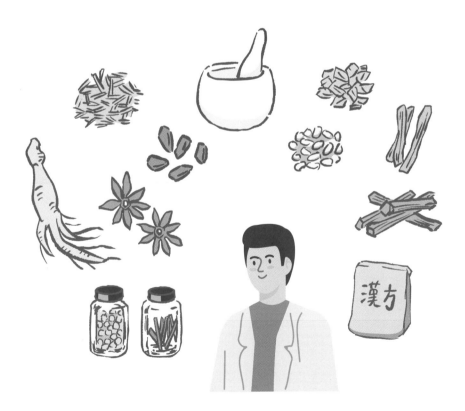

地域活動（薬物乱用防止、学校薬剤師、健康教育など）

必須領域Iの特徴

　薬剤師の任務は、薬剤師法第一条にあるように、調剤、医薬品の供給その他薬事衛生をつかさどることによって、公衆衛生の向上及び増進に寄与し、もって国民の健康な生活を確保するもの、である。つまり、その拠点となる地域薬局では、調剤による医薬品供給以外に、多職種・多機関と連携しつつ、地域住民のセルフメディケーションの支援、健康相談等に対応できる体制作りも期待される。

　薬剤師の地域における活動には、学校薬剤師としての活動、薬局内外で行われる健康作りなどの各種イベント企画や運営、地域包括ケアシステムの構築に向けた多職種協議の場である地域ケア会議等への参加など多岐にわたる。この項では、このような薬剤師の地域活動のなかで、薬局における健康フェア開催を通じて、薬局・薬剤師による健康支援のあり方を考えた事例を取り上げている。ポートフォリオを作成することにより、活動内容を整理し自己省察することができる。この活動報告を通して、プライマリ・ケア薬剤師としてどのようなことができるのかが課題となる。

必須領域 Ⅰ	**修正前**

▌ポートフォリオ事例報告書（認定薬剤師・更新用）

氏　　　名	○○　　○○		認定薬剤師番号	第XXXXXXX号
事例時期	2016年5月XX日　〜　2016年5月XX日（終了）継続			
領　　　域	Ⅰ：　地域活動（薬物乱用防止、学校薬剤師、健康教育など）		事例発生場所	（薬局）病院・在宅・その他
表　　　題	健康フェアを通じて薬局薬剤師ができる健康支援のあり方を考える。			

1. その事例を選んだ理由

　プライマリ・ケアとは、幅広く国民の健康福祉に関わる、あらゆる問題を総合的に解決していこうとする地域での実践活動である[1]。

　プライマリ・ケア薬剤師は、処方箋の応需・調剤・服薬支援に止まらず、プライマリ・ケアの5つの理念（A・C・C・C・A）における、Accessibility（近接性）・Comprehensiveness（包括性）で示されるように、地域で、小児科から老人まで、あらゆる人の様々な問題に対し、幅広く対応する役割を担う[1]。

　薬局機能が多様化し、健康フェアなど地域住民が薬局を多く利用することで、未病者の健康意識が高まり（セルフメディケーションの推進）、薬局での検体測定を通して未受診者の受診勧奨など（早期発見・早期治療）行われるようになれば、健康を支援する薬局の存在意義はさらに大きくなる。

　今回、骨密度測定を通じ、被験者の足に触れることで、測定値だけでなく日常の業務では知りえない多くの身体情報を得ることができ、それに対し幅広い指導を行うことができたことが自分にとって大きな気づきとなったため、その事例を報告する。

2. 実践した具体的内容

　当薬局での健康フェア開催にあたり、顧客および近隣住民に、事前に「健康フェアで知りたい情報は何か」「測定したい項目は何か」等をアンケートで聴取し、その集計結果をもとに以下のメニューを選定し実施した。

　お薬相談・管理栄養士による講演と栄養相談・地域包括支援センター職員による講演を主軸に、HbA1c等の検体測定・骨密度・血管年齢・血圧・BMI等の測定・介護用品の紹介・介護食の試食会などを行った。

　骨密度測定の方法はDXA法（デキサ法）、MD法、超音波法など、測定部位も含めて様々な方法がある。今回は踵骨の骨内電播速度を超音波で測定する装置（FURUNO CM-200）を用いた。超音波法は非侵襲的で、測定時間も約5分以内と短く簡便な方法なので健康フェアでの測定に適している[2]。事前アンケートでも骨密度測定をしてほしいという希望が最も多く、この測定だけを目的に

続く➡

修正前

続き➡

　来場された方もおられた。特に中・高年の女性が多く、骨粗鬆症に対する認知度はかなり高かった。

　フェア期間中（約3時間）に23名を測定し、その相談や指導を一人で対応した。

　既に骨粗鬆症の治療を受け、ビスフォスフォネート製剤等の治療薬を服用している人が4名、また未治療で、今後転倒による骨折リスクが高いと判断し、近医に相談するよう受診勧奨した人が2名であった。

　骨量測定値の説明と共に、骨粗鬆症を予防するための食事・運動の指導は必須である[3]。バランスの良い食事とカルシウムの摂取、特にカルシウム摂取は毎日摂れて安価な牛乳やヨーグルトが好ましいこと、カルシウムの吸収が良くなるビタミンDも意識的に摂取し、適度の日光浴も必要であること。

　また若い女性や孫に無理なダイエットを止めるよう伝えてもらうことも必要だ。フラミンゴ体操など骨を強くする運動のススメや転倒防止のストレッチについての指導も有効である。

　実際の指導は、素足の測定であったため、足についての話題や相談もかなり多かった。

　静脈瘤のため弾性ストッキングを脱ぐのに時間がかかった女性、精神的なストレスでむくみを訴える人、足爪白癬、外反母趾、靴下ゴムによるかぶれなどなど、皮膚科的なものまで含め、被験者の足から得られる沢山の情報に対し、むくみの対処方法、怒りをコントロールすることでストレスを避ける方法、爪白癬に対する新しい塗布薬の話題など、時間の許す限り対処し、丁寧に質問に答えた。

3. プライマリ・ケアに関する考察

　健康フェア・お薬相談会など、地域に根差した活動を多くの薬局が発信することで、「自分の健康は自分で守る」セルフメディケーションの意識が定着するものと思われる。

　薬局はこのようなイベントを、フェアやお祭りとして終わらせてしまうのではなく、しっかりと健康サポートができる体制づくりを常にイメージして、発信し続けなければいけない。

　今回の健康フェアにおける骨密度検査は、最初は単なる骨量測定の検査としか捉えていなかったが、実際に測定し被験者に触れ、沢山のことが見えてきたことに驚きすら感じた。

　日常業務の服薬指導の大半はカウンター越しの対面となるため、患者の求めがない限り体に触れる機会はない。薬局の構造設備的な問題もあるが、それに甘んじて自身の狭い概念で薬にしか目を向けていなかったことを大いに反省することとなった。

　今後もプライマリ・ケア薬剤師として、広く物事を捉え、そして細かな変化も見逃さない洞察力を培っていきたいと考える。

参考文献
1）坂口眞弓：日本プライマリ・ケア連合学会　薬剤師研修ハンドブック　基礎編
2）日本医師会　HP　http://www.med.or.jp/chishiki/kotu（2016.7.1）
3）公益財団法人　骨粗鬆症財団　HP　http://www.jpof.or.jp/about（2016.7.1）

あなたの評価

　事例をよく読み、第2章「2. ポートフォリオの評価」を参考にして
評価表に自分なりの点数を書き入れてみよう。

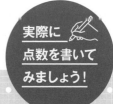

実際に
点数を書いて
みましょう！

必須領域
Ⅰ

評　価　表

大変よい … **3点**　　　よい … **2点**　　　普通 … **1点**　　　不十分 … **0点**

		［評価項目］	［点数］
書き方	**1 記述量**	● 少なすぎたり、多すぎたりしないか。	
	2 文体	● 誤字、脱字はないか。 ● 適切に句読点が使われているか。 ● 表記や文体に統一性はあるか。	
	3 引用	● 文献や資料を十分に調査・収集し、 　引用元を表記しているか。	
	4 カバーレター **（領域と表題）**	● 選択した領域は内容に合っているか。 ● 内容を端的に表した表題であるか。	
	5 論理的整合性	● 全体の論旨が通っているか。 　① 伝えたいことは明確か。 　② 論旨がぶれずに展開されているか。 　③ 図やグラフを使うなど見やすさの工夫はあるか。 　④ わかりやすい表現か、簡潔な文章か。	
内容	**6 事例の内容の** **妥当性**	● 総合的に妥当な内容が記述されているか、 　理論の援用が妥当か。 　① 現状から必要な情報が得られているか。 　② 判断や評価のエビデンスはあるか。 　③ 原因の妥当性はあるか。 　④ 原因を取り除く現実的な解決策であるか。	
	7 事例の多面的な **記述**	● 独断や知識不足による飛躍や見落としはないか。	
	8 振り返り	● 多角的な視点で事例や自己の分析ができているか。 ● 今後の課題が具体的に提示されているか。	
合計点数			点

全体の評価

合計点数	15点 / 24点満点

　このポートフォリオは、報告者が勤務する薬局において、地域住民が参加する健康フェアを開催し、そこで担当した骨密度測定を通じ、通常の外来調剤業務とは違った新たな視点に対する気づきを得た。そのことをきっかけに、薬局薬剤師として、さらにプライマリ・ケア薬剤師として地域住民に対する健康支援について深く考えることとなったことを報告した事例である。

　報告者が健康フェアで担当したのは骨密度測定であるが、測定のために患者に触れ、素足での測定ということもあり、会話のなかで骨粗鬆症に関することだけでなく、足のトラブルや皮膚科領域の相談などを受け、参加者が抱える相談内容が多面的、広範囲にわたっていることに気が付く。これらの記述内容から通常の投薬カウンター越しでは得られない、プライマリ・ケア薬剤師としてのやりがいを得たと感じていることが読み取れる。

　フェアは3時間と限られた中であったが、23名の骨測定を行っている。その結果説明だけでもかなり大変なことであったと思われるが、測定結果以外の質問や相談が数多く寄せられたのは、報告者がひとりひとり丁寧に対応し、それを相談者が感じ取っていたためと読み取れる。

　常日頃から丁寧に多様な相談に乗るという姿勢で患者に接してきたからこそ、今回の健康フェアでの活動を介して、今までのカウンターでの対面業務が限られた範囲での活動だったことに気づき、より広い視点で活動する必要性を見出したといえよう。報告内容から、この気づきにより視点が変化したことが読み取れ、省察的実践のプロセスを確認することができる。

　このポートフォリオの全体評価は15点であり、書き方については文章表現の仕方に関する課題、記述内容については「振り返り」の具体化という点において課題が見受けられる。そこでこの項では、さらに評価されるポートフォリオに改善するため、評価表の評価項目のうち、次の2つの項目を中心に、修正・改善ポイント等について解説する。

5　④ 論理的整合性 (わかりやすい表現か、簡潔な文章か)

8　振り返り (多角的な視点で事例や自己の分析ができているか、今後の課題が具体的に提示されているか)

あなたの
採点と比べて
みましょう！

評　価　表

大変よい … **3点**　　よい … **2点**　　普通 … **1点**　　不十分 … **0点**

	[評価項目]		[点数]
書き方	1 記述量	● 少なすぎたり、多すぎたりしないか。	3
	2 文体	● 誤字、脱字はないか。 ● 適切に句読点が使われているか。 ● 表記や文体に統一性はあるか。	2
	3 引用	● 文献や資料を十分に調査・収集し、 　引用元を表記しているか。	2
	4 カバーレター （領域と表題）	● 選択した領域は内容に合っているか。 ● 内容を端的に表した表題であるか。	1
	5 論理的整合性	● 全体の論旨が通っているか。 　① 伝えたいことは明確か。 　② 論旨がぶれずに展開されているか。 　③ 図やグラフを使うなど見やすさの工夫はあるか。 　④ わかりやすい表現か、簡潔な文章か。	2　解説 ➡ P143
内容	6 事例の内容の 妥当性	● 総合的に妥当な内容が記述されているか、 　理論の援用が妥当か。 　① 現状から必要な情報が得られているか。 　② 判断や評価のエビデンスはあるか。 　③ 原因の妥当性はあるか。 　④ 原因を取り除く現実的な解決策であるか。	2
	7 事例の多面的な 記述	● 独断や知識不足による飛躍や見落としはないか。	2
	8 振り返り	● 多角的な視点で事例や自己の分析ができているか。 ● 今後の課題が具体的に提示されているか。	1　解説 ➡ P145
合計点数			**15点**

参考文献　患者のための薬局ビジョン. 平成27年10月23日. 厚生労働省

必須領域 I

修正中

ポートフォリオ事例報告書（認定薬剤師・更新用）

氏　　名	○○　○○		認定薬剤師番号	第XXXXXXX号
事例時期	2016年5月XX日　〜　2016年5月XX日 終了・継続			
領　　域	I：　地域活動（薬物乱用防止、学校薬剤師、健康教育など）		事例発生場所	薬局・病院・在宅・その他
表　　題	健康フェアを通じて薬局薬剤師ができる健康支援のあり方を考える。			

1. その事例を選んだ理由

　プライマリ・ケアとは、幅広く国民の健康福祉に関わる、あらゆる問題を総合的に解決していこうとする地域での実践活動である[1]。

　プライマリ・ケア薬剤師は、処方箋の応需・調剤・服薬支援に止まらず、プライマリ・ケアの5つの理念（A・C・C・A）における、Accessibility（近接性）・Comprehensiveness（包括性）で示されるように、地域で、小児科から老人まで、あらゆる人の様々な問題に対し、幅広く対応する役割を担う[1]。

　薬局機能が多様化し、健康フェアなど地域住民が薬局を多く利用することで、未病者の健康意識が高まり（セルフメディケーションの推進）、薬局での検体測定を通して未受診者の受診勧奨など（早期発見・早期治療）行われるようになれば、健康を支援する薬局の存在意義はさらに大きくなる。

　今回、骨密度測定を通じ、被験者の足に触れることで、測定値だけでなく日常の業務では知りえない多くの身体情報を得ることができ、それに対し幅広い指導を行うことができたことが自分にとって大きな気づきとなったため、その事例を報告する。

8-b ▶

2. 実践した具体的内容

　当薬局での健康フェア開催にあたり、顧客および近隣住民に、事前に「健康フェアで知りたい情報は何か」「測定したい項目は何か」等をアンケートで聴取し、その集計結果をもとに以下のメニューを選定し実施した。

　お薬相談・管理栄養士による講演と栄養相談・地域包括支援センター職員による講演を主軸に、HbA1c等の検体測定・骨密度・血管年齢・血圧・BMI等の測定・介護用品の紹介・介護食の試食会などを行った。

　骨密度測定の方法はDXA法（デキサ法）、MD法、超音波法など、測定部位も含めて様々な方法がある。今回は踵骨の骨内電播速度を超音波で測定する装置（FURUNO CM-200）を用いた。超音波法は非侵襲的で、測定時間も約5分以内と短く簡便な方法なので健康フェアでの測定に適している[2]。事前アンケートでも骨密度測定をしてほしいという希望が最も多く、この測定だけを目的に

続く➡

┃ ポートフォリオ改善の焦点と解説

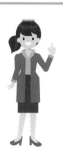

POINT

- 事例は客観的に実際に沿って記述しよう

- 振り返りは「気づき」「驚き」を明記しよう

5 **④ 論理的整合性** （わかりやすい表現か、簡潔な文章か）

事例は客観的、具体的に記述しよう。

◄5-④a	「2. 実践した具体的内容」の中段から終わりに「骨量測定値の説明と共に、骨粗鬆症を予防するため（中略）時間の許す限り対処し、丁寧に質問に答えた」とあるところは、骨粗鬆症や骨折予防に関する一般的な情報と、報告者が健康フェア内で実際に参加者に対して行った指導等の内容が混在した表現となっている。報告者が実践した内容ついては、その状況が読む側にわかるように記述する必要がある。例えば、前半の一般的な情報の記述部分は、骨粗鬆症予防のために参加者に指導した内容、あるいは報告者が参加者に説明するために事前に用意した一般的な内容であることが客観的にわかるように記述する。
◄5-④b	また、「2. 実践した具体的内容」の後半部分では、「静脈瘤のため弾性ストッキングを脱ぐのに時間がかかった女性、精神……」と、具体的な各参加者への対応が記述されている。このポートフォリオの「考察」に直接結びつくとても重要な部分といえる。報告者が「被験者の足に触れる」ことで得られた気づきが数多くあげられており、そのことから指導内容も多岐にわたったことが伝わってくるところでもある。しかし、いくつかの文章が脈絡無く羅列されているため、読む側にはそれがどういう関係にあるのかわかりづらい。適宜、整理して記述する必要がある。
◄5-④c	さらに、「2. 実践した具体的内容」の後半「実際の指導は、素足の測定で……」以下の文章は、前半と比べてやや口語的であり、全体を通して少し統一感に欠ける。 なお、「2. 実践した具体的内容」の最初に「当薬局での健康フェア開催にあたり」と出てくるが、それまで健康フェアがどこの主催なのかなどが全く出てこない。また、「1. その事例を選んだ理由」の後半に出てくる「骨密度測定」もフェアで行ったのかもはっきりしない。もっと前にはっきりさせておくべきであろう。

修正中

Before-02

続き➡

来場された方もおられた。特に中・高年の女性が多く、骨粗鬆症に対する認知度はかなり高かった。

フェア期間中（約3時間）に23名を測定し、その相談や指導を一人で対応した。

既に骨粗鬆症の治療を受け、ビスフォスフォネート製剤等の治療薬を服用している人が4名、また未治療で、今後転倒による骨折リスクが高いと判断し、近医に相談するよう受診勧奨した人が2名であった。

◀5-④a

骨量測定値の説明と共に、骨粗鬆症を予防するための食事・運動の指導は必須である[3]。バランスの良い食事とカルシウムの摂取、特にカルシウム摂取は毎日摂れて安価な牛乳やヨーグルトが好ましいこと、カルシウムの吸収が良くなるビタミンDも意識的に摂取し、適度の日光浴も必要であること。

また若い女性や孫に無理なダイエットを止めるよう伝えてもらうことも必要だ。フラミンゴ体操など骨を強くする運動のススメや転倒防止のストレッチについての指導も有効である。

5-④c ▶
実際の指導は、素足の測定であったため、足についての話題や相談もかなり多かった。

5-④b ▶
静脈瘤のため弾性ストッキングを脱ぐのに時間がかかった女性、精神的なストレスでむくみを訴える人、足爪白癬、外反母趾、靴下ゴムによるかぶれなどなど、皮膚科的なものまで含め、被験者の足から得られる沢山の情報に対し、むくみの対処方法、怒りをコントロールすることでストレスを避ける方法、爪白癬に対する新しい塗布薬の話題など、時間の許す限り対処し、丁寧に質問に答えた。

3. プライマリ・ケアに関する考察

健康フェア・お薬相談会など、地域に根差した活動を多くの薬局が発信することで、「自分の健康は自分で守る」セルフメディケーションの意識が定着するものと思われる。

薬局はこのようなイベントを、フェアやお祭りとして終わらせてしまうのではなく、しっかりと健康サポートができる体制づくりを常にイメージして、発信し続けなければいけない。

8-a ▶
今回の健康フェアにおける骨密度検査は、最初は単なる骨量測定の検査としか捉えていなかったが、実際に測定し被験者に触れ、沢山のことが見えてきたことに驚きすら感じた。

日常業務の服薬指導の大半はカウンター越しの対面となるため、患者の求めがない限り体に触れる機会はない。薬局の構造設備的な問題もあるが、それに甘んじて自身の狭い概念で薬にしか
8-c ▶
目を向けていなかったことを大いに反省することとなった。

今後もプライマリ・ケア薬剤師として、広く物事を捉え、そして細かな変化も見逃さない洞察力を培っていきたいと考える。

参考文献
1) 坂口眞弓：日本プライマリ・ケア連合学会　薬剤師研修ハンドブック　基礎編
2) 日本医師会 HP　http://www.med.or.jp/chishiki/kotu（2016.7.1）
3) 公益財団法人 骨粗鬆症財団 HP　http://www.jpof.or.jp/about（2016.7.1）

8 振り返り（多角的な視点で事例や自己の分析ができているか、今後の課題が具体的に提示されているか）

事例で得られた「気づき」「驚き」を具体的に示そう。

◂8-a	「3. プライマリ・ケアに関する考察」の中段に「今回の健康フェアにおける（中略）沢山のことが見えてきたことに驚きすら感じた」とあるが、どのようなことに対しての驚きであるのか、具体性に欠けており、改善が必要である。また、「驚き」を感じた結果、見えてきた課題があると述べているが、今後、それをどう取り組みに生かすのかを記述すると、今後の方向性が見えてくる。
◂8-b	また、「1. その事例を選んだ理由」の後段に、「今回、骨密度測定を通じ、（中略）大きな気づきとなったため、その事例を報告する」と「気づき」について記述しているが、「3. プライマリ・ケアに関する考察」のなかで具体的に記述するべきであろう。 「考察」には、自身の学びを振り返り、次への課題を見つける過程を記述する必要がある。従って、「気づき」や「驚き」の内容は、報告者自身の学びの成果であるといえる。ポートフォリオに、それらを記述することが、学びの振り返りになる。
◂8-c	このポートフォリオでは、「振り返り」のなかで「反省することとなった」点を自覚している。このことを受けて、さらに地域活動において今後、どのように取り組むかを明記することで、ポートフォリオが報告者のさらなる成長に生かせると思われる。

参考文献
草場鉄周. ポートフォリオ実例集. 南山堂. 2018.7.1 : 2-5

修正後

After

■ ポートフォリオ事例報告書 (認定薬剤師・更新用)

氏　　名	○○　○○		認定薬剤師番号	第XXXXXXX号
事例時期	2016年5月XX日　〜　2016年5月XX日 (終了・継続)			
領　　域	I:　地域活動 (薬物乱用防止、学校薬剤師、健康教育など)		事例発生場所	(薬局)・病院・在宅・その他
表　　題	健康フェアを通じて薬局薬剤師ができる健康支援のあり方を考える。			

1. その事例を選んだ理由

　プライマリ・ケアとは、幅広く国民の健康福祉に関わる、あらゆる問題を総合的に解決していこうとする地域での実践活動である[1]。

　プライマリ・ケア薬剤師は、処方箋の応需・調剤・服薬支援に止まらず、プライマリ・ケアの5つの理念 (A・C・C・C・A) における Accessibility (近接性) と Comprehensiveness (包括性) で示されるように、小児から老人まで、全ての地域住民の様々な健康問題に対し、幅広く対応する役割を担う[1]。

　薬局機能が多様化し、地域住民が薬局を利用する機会が増えれば、健康を支援する薬局の存在意義はさらに大きくなると思われる。

　今回、地域活動の一環として薬局で行った健康フェアで、骨密度を測定する際に地域住民の方の足に触れるという普段以上に密接な交流機会を得た。この交流を通じ、カウンター越しの日常業務では得られない多くの身体情報を得たことで、幅広い指導を行うことができたので報告する。

2. 実践した具体的内容

　当薬局での健康フェア開催にあたり、顧客および近隣住民に、事前に「健康フェアで知りたい情報は何か」「測定したい機器は何か」等をアンケートで聴取し、その集計結果をもとに以下のメニューを選定し実施した。

お薬相談会	介護食の試食会	血圧測定
管理栄養士による講演と栄養相談	検体測定 (血糖値・HbA1c)	BMI等の測定
地域包括支援センター職員による講演	血管年齢測定	
介護用品の紹介	骨密度測定	

　健康フェアの約3時間に23名の骨密度測定を一人で担当し、その相談と生活指導を行った。

　骨密度測定の方法はDXA法 (デキサ法)、MD法、超音波法など、測定部位も含めて様々な

続く➡

必須領域 I　修正後

続き➡

方法がある。今回は踵骨の骨内電播速度を超音波で測定する装置（FURUNO CM-200）を用いた。超音波法は非侵襲的で、測定時間も約5分以内と短く簡便な方法なので、健康フェアでの測定に適している[2]。

　事前アンケートにおいても骨密度測定の希望が最も多く、この測定だけを目的に来場した方もおられ、特に中・高年の女性が多く、骨粗鬆症に対する認知度はかなり高かった。測定を受けた人の中には、既に骨粗鬆症の治療を受け、ビスフォスフォネート製剤等の治療薬を服用している人が4名、また未治療で、今後転倒による骨折リスクが高いと判断し、医師に相談するよう受診勧奨した人が2名であった。

　骨量測定値の説明と共に、骨粗鬆症を予防するための食事・運動などの指導も行った[3]。バランスの良い食事とカルシウムの摂取、特にカルシウム摂取は毎日摂れて安価な牛乳やヨーグルトが好ましいこと、カルシウムの吸収が良くなるビタミンDも意識的に摂取し、適度の日光浴も必要であることなどを中心に食事指導を行った。

　また、開眼片足立ち訓練（ダイナミックフラミンゴ療法）[4]など骨を強くする運動の勧めや、転倒防止のためのストレッチについての運動指導を行った。また孫のいる世代の方には、若い女性の無理なダイエットは骨粗鬆症の原因にもなるため、止めてもらうよう啓発した。

　骨密度の測定は素足で行うため、時には靴下の着脱を介助した。その際、足の症状についての相談や話題も多かった。なかには、静脈瘤のため弾性ストッキングを脱ぐのに時間がかかった女性、精神的なストレスでむくみを訴える人、足爪白癬、外反母趾、靴下ゴムによるかぶれなどなど、皮膚科的なものまで含め、被験者の足から沢山の情報が得られた。それらに対し、むくみの対処方法、怒りをコントロールすることでストレスを避ける方法、爪白癬による新しい塗布薬の話題など、時間の許す限り丁寧に対処し、相談に応じた。

3. プライマリ・ケアに関する考察

　今回の健康フェアで担当した骨密度測定は、最初は単なる骨量測定の検査としか捉えていなかったが、測定時に被験者に触れ、骨量以外の多くの身体情報や健康に関する問題を抱えていることを目の当たりにすることになり、驚きすら感じた。

　日常業務である服薬指導の大半はカウンター越しの対面となるため、患者の求めがない限り体に触れることはない。薬局の構造設備的な問題もあるが、それに甘んじて今まで自身の狭い概念で薬や患者の一部にしか目を向けていなかったことを大いに反省することとなった。プライマリ・ケアの概念である、地域住民のあらゆる健康問題を総合的に解決していくため、時には目の前のカウンターを飛び越える気持ちで患者に触れ、患者に寄り添う姿勢が大切だと痛感した。

　今回の気づきを活かし、今後の健康フェアでは測定や検査結果だけに注目するのではなく、それをきっかけとして、被験者が抱えている様々な健康問題を総合的にサポートできるよう積極的かつ具

続く➡

必須領域
I **修正後**

続き➡

体的に取り組んでいきたいと思う。健康フェア・お薬相談会など、地域に根差した薬局活動は、住民のセルフメディケーションの意識を高め、健康をサポートする重要な役割を担う。そのため薬局はこのようなイベントを、フェアやお祭りとして終わらせてしまうのではなく、定期的に開催し続けなければならない。

　今後もプライマリ・ケア薬剤師として、広く物事を捉え、そして細かな変化も見逃さない洞察力を培っていきたいと考える。

参考文献
1) 坂口眞弓：日本プライマリ・ケア連合学会　薬剤師研修ハンドブック　基礎編
2) 日本医師会H・P　知って得する病気の知識 http://www.med.or.jp/chishiki/kotu（2016.7.1アクセス）
3) 公益財団法人　骨粗鬆症財団H・P　http://www.jpof.or.jp/about（2016.7.1アクセス）
4) 阪本桂造：一般社団法人　日本運動器科学会H・P　http://www.jsmr.org/flamingo_therapy.html（2016.7.1アクセス）

コラム

健康サポート薬局

　先日、ある県で健康サポート薬局の取り組みが新聞紙面に掲載され、それを見た地域住民から「サポートを受けることのできる薬局は近くにあるのか」と市役所に問い合わせがあったそうです。2019（令和2年）年6月時点、全国の健康サポート薬局の届出件数は2,160件と決して多いとは言えないのが現状です。進まない理由は、「人手がない」「時間がない」「場所がない」「何をやればよいのかわからない」など、言われています。しかし、今後、地域住民のニーズに応えるため、それぞれの地域状況を踏まえた積極的な取り組みが急務となります。具体的な取り組み事例としては、各薬局独自の健康フェアやお薬教室、子ども薬局、ロコモ体操教室、栄養相談会、認知症カフェの開催、地域によっては献血サポート薬局による健康相談など多様です。限られた人手や場所でも、ちょっとしたアイデアと工夫で地域住民の健康意識を高めることができ、とても喜ばれます。健康に関心をもつ地域住民との新たな出会いは、今後の薬局にとって地域ニーズの発掘、住民には新たな薬局活用にもつながり、スタッフ間のチームワークの醸成もつながると考えます。

（竹内 あずさ）

参考文献
1）健康サポート薬局　（平成28年厚生労働省令第19号）
2）医薬品医療機器法施行規則　第1条第2項第5号
3）健康サポート薬局 Q&A　平成28年8月4日　日本薬剤師会
4）坂口眞弓　日本内科学会雑誌　107巻2号P253

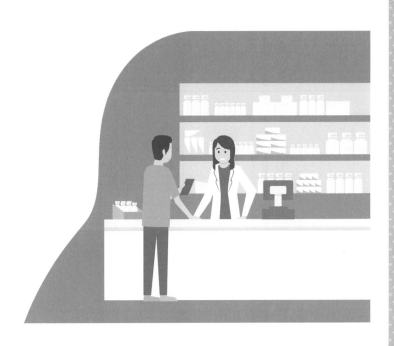

<table>
<tr><td>必須領域
J</td><td>**地域連携・チーム医療**</td></tr>
</table>

必須領域Jの特徴

　急速な高齢化社会を迎え、これまで以上に医療資源の効率的な活用と、医療・介護の連携が求められている。国は医療と介護の一体的な改革を進めており、厚生労働省では「地域における医療及び介護の総合的な確保の促進に関する法律」に基づき、医療介護総合確保促進会議を開催し、持続可能な社会保障制度の確立を目指している[1]。即ち、従来の急性期医療対応を中心にした「病院完結型医療」から、回復期・慢性期医療にも対応した、地域全体で直し、支える「地域完結型医療」への転換[2]および地域における医療と介護の連携が求められているのである[1]。

　しかし現状では、在宅での医療や療養生活を支えるための十分な資源が整わず、多職種連携も必ずしもうまく機能していないなどの問題もあり、高齢患者が自宅での医療を望んでも、最期は病院で迎えるという例は少なくない。従って、今後ますます必要性が高まると見込まれる在宅現場における医療については、医師、看護師、薬剤師などの医療職と、介護支援専門員（ケアマネジャー）、介護福祉士などの介護職が、それぞれの専門性を発揮しつつ、対象患者等の情報を共有し、地域で綿密な連携を図ることが必要になってくる。その上で、その患者・家族の状況に適した医療・介護等のサービスを過不足なく提供し、在宅医療・在宅生活を支えていくことが求められている。

　地域連携・チーム医療においては、多職種間の協業・連携が基本となる。そのため関係する他職種の専門性を相互に理解・尊重し、チーム内でコミュニケーションを取りながら、それぞれの立場から貢献していく姿勢が重要になる。

参考文献
1) 医療と介護の一体的な改革（厚生労働省HP　健康・医療サイト、2019.9.28アクセス）
　 https://www.mhlw.go.jp/stf/seisakunitsuite/bunya/0000060713.html
2) 医療提供体制の現在の状況について（厚生労働省「第14回医師の働き方改革に関する検討会」,資料2-2,平成30年12月17日）
　 https://www.mhlw.go.jp/content/10800000/000458952.pdf

修正前

Before-01

┃ ポートフォリオ事例報告書（認定薬剤師・更新用）

氏　　名	○○　○○	認定薬剤師番号	第XXXXXXX号
事例時期	2017年1月XX日　〜　2018年7月XX日（終了・⨀継続）		
領　　域	J：地域連携・チーム医療	事例発生場所	薬局・病院・⨀在宅・その他
表　　題	最期まで在宅での生活を望む、97歳の独居女性を支えるチーム医療		

1. その事例を選んだ理由

　高齢化社会を迎え、自宅での療養を望む高齢者が増えているにもかかわらず、一般には在宅医療などを支える資源が十分整っているわけではなく、最期は病院で迎えるという例が多いのが現状であろう。自宅での療養生活を継続するためには、本人の意志とともに、周りで支える介護・医療側の備えが必要になってくる[1]。

　今回、高齢の独居女性に対して、介護支援専門員（以下「ケアマネ」という）介入のもと、訪問診療、訪問介護、薬剤師による居宅療養管理指導が導入され、成年後見人も加わって、本人の「自宅で最期まで」という希望をチームで支える事例に参加した。この多職種連携の中での薬剤師の役割を検討したので報告する。

2. 実践した具体的内容

【症例】 97歳、女性
【現病歴】 高血圧、逆流性食道炎、慢性胃炎、睡眠障害、変形性膝関節症
【生活歴】 喫煙なし、飲酒なし、アレルギーなし

　30年以上前に夫は他界、子供はなく、兄弟も他界しており、近い身内はなく集合住宅で独居。数年前より膝関節症で外出できなくなり、訪問診療のほか、介護保険の各種サービスを利用。
【内服薬】 ニフェジピンCR 10mg錠、オルメサルタン・アゼルニジピン配合錠HD、ランソプラゾールカプセル15mg、モサプリド5mg錠、エチゾラム0.5mg錠、セレコキシブ100mg錠（以上各1錠、朝食後）、ニトラゼパム5mg錠（1錠、寝る前）
【連携エピソードの経過】

　#2017年1月　朝から眩暈の訴えあり、食欲なく、朝食は通常の半分（ヘルパーから聞き取り）。10時頃、薬カレンダーに1週間の薬をセットするために薬剤師が訪問。血圧を測ると214/108mmHgと、通常よりかなり高かったので、「朝食後に飲んだ降圧剤が効いてくるまで、横になって休んで」と言って医師へ報告した。医師は、訪問看護師に緊急時訪問の指示を出し、2〜3時間後に看護師が訪問したところ、血圧はほぼ通常に戻っており、会話も普通にできるようになったとのこと。夕方訪問のヘルパーにも体調確認を依頼し、食欲回復を確認。医師・看護師・薬剤師・ヘルパーの連携

続く➡

続き➡

で情報・状況を共有できた。その後、血圧＞160mmHgの時は医師の指示で硝酸イソソルビドテープを貼付することとなった（年2回の使用歴で大事には至っていない）。

　＃2018年1月　担当者会議。本人は施設入所や入院を望まず、最期まで自宅で過ごしたいと希望。

　ケアマネ、医師、看護師、薬剤師、ヘルパー責任者、後見人で希望を確認、急変時には救急車を呼ばずにまず訪問看護師を呼び、その後状況により医師を呼ぶことを確認した。

　＃2018年5月　涙目がひどいので経過観察するよう看護師から電話が入る。その翌日の定期訪問時に鼻水・微熱を確認。ただし、食欲はあり。しかし、翌々日には咳・食欲低下が出てきたため（ヘルパー確認）、看護師と協議して医師へ連絡・相談し、受診勧奨。誤嚥性肺炎の可能性との診断で、抗生剤などが処方される。この臨時処方薬については、薬剤師から後見人とヘルパーに服用確認を依頼。3、4日後に食欲回復、体調も戻った。

　以上3つのエピソードに示したように、多職種間の連携により、安易に病院への救急搬送をすることなく、在宅で患者の生活・体調が支えられていることを実感できた。

3. プライマリ・ケアに関する考察

　日頃から、地域での多職種連携の下地作りを心がけていたため、地域で活動しているケアマネや看護師、ヘルパーと遠慮なく連絡を取りあえることができ、患者の小さな変化も早めに察知し、対応できることを実感できた。

　今回の例から、薬剤師は薬を介して、医療と生活を、医療職と介護職を結び付けることができる職能として、チーム医療の中で活躍できることを実感できた。状況によっては医師の判断や指示を的確に仰ぎ、時には自信を持って気付いたことを声に出して介護職を含む他職種に繋ぎ、連携・協議することが重要だと感じた。

　自宅で最期まで暮らしたいと願う、慢性疾患を持った独居高齢者はこれから益々増えていくと思われる。医療・介護の訪問サービスを使いながら独居生活を営む高齢者にとって、薬物治療は非常に重要である。また、食事・排泄・睡眠・体の運動機能維持など生活上の課題を抱える高齢者にとっては、介護的な面からの支援も同様に重要であり、両者を結びつけることでチームに大きく貢献できると考えられた。今後の課題としては、医療チーム内の特に医師に対する遠慮が大きいこと、その点をどうするかであると思う。

参考文献
1) 和田忠志・川添哲嗣監修「在宅薬剤管理入門」（2014年9月、南山堂）
2) 平成25年度厚生労働科学研究費補助金　薬剤師が担うチーム医療の調査とアウトカムの評価研究「薬局の求められる機能とあるべき姿」

┃ あなたの評価

　事例をよく読み、第2章「2. ポートフォリオの評価」を参考にして
評価表に自分なりの点数を書き入れてみよう。

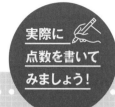

実際に
点数を書いて
みましょう！

必須領域
J

評 価 表

大変よい … **3点**　　　よい … **2点**　　　普通 … **1点**　　　不十分 … **0点**

[評価項目]　　　　　　　　　　　　　　　　　　[点数]

		[評価項目]	[点数]
書き方	1 **記述量**	● 少なすぎたり、多すぎたりしないか。	
	2 **文体**	● 誤字、脱字はないか。 ● 適切に句読点が使われているか。 ● 表記や文体に統一性はあるか。	
	3 **引用**	● 文献や資料を十分に調査・収集し、引用元を表記しているか。	
	4 **カバーレター （領域と表題）**	● 選択した領域は内容に合っているか。 ● 内容を端的に表した表題であるか。	
	5 **論理的整合性**	● 全体の論旨が通っているか。 　① 伝えたいことは明確か。 　② 論旨がぶれずに展開されているか。 　③ 図やグラフを使うなど見やすさの工夫はあるか。 　④ わかりやすい表現か、簡潔な文章か。	
内容	6 **事例の内容の 妥当性**	● 総合的に妥当な内容が記述されているか、理論の援用が妥当か。 　① 現状から必要な情報が得られているか。 　② 判断や評価のエビデンスはあるか。 　③ 原因の妥当性はあるか。 　④ 原因を取り除く現実的な解決策であるか。	
	7 **事例の多面的な 記述**	● 独断や知識不足による飛躍や見落としはないか。	
	8 **振り返り**	● 多角的な視点で事例や自己の分析ができているか。 ● 今後の課題が具体的に提示されているか。	
合計点数			点

全体の評価

合計点数	20点 / 24点満点

　このポートフォリオは、独居の高齢患者の「自宅で最期まで過ごしたい」という希望をチーム医療の目的として共有し、薬局薬剤師が他の多様な職種とスムーズな連携を図りながら、その専門性を生かした業務を展開し、1年半にわたり他職種同士を繋ぐ役割を果たしているという事例を報告したものである。

　薬局薬剤師である報告者は、ケアマネージャーが招集するサービス担当者会議に積極的に参加し、介護職を含めた他職種との意思疎通を図り、チームとしての目的・目標を明確に共有している。また、患者が体調悪化した際には、他職種と連携しながら薬剤師としての機能を発揮している状況が読み取れる。薬剤師として地域の多職種連携における責任を果たすことを普段から心がけていることはプライマリ・ケアを日常的に実践している証拠である。

　ポートフォリオとしての総合評価は20点であり、引用文献に多少の不足感があるものの、全体として「地域連携・チーム医療」の分野に概ね相応しい表題と、内容・論旨になっている。一方、課題としては、対象事例の経過記載が羅列的文章であり少し読みにくい。また、考察において「他職種連携の下地作りを心がけていた」、「チーム医療の中で活躍できることを実感」という自己評価があるものの、その具体的な実践内容が記述されていないため、現実的な解決策を提示できず、考察としての説得力に欠けると思われる。さらに、振り返りによって得られた、新たな課題についての自己分析が十分とは言えない。そこでこの項では、さらに評価されるポートフォリオに改善するため、評価表の評価項目のうち、下記の2つの項目を中心に、修正・改善ポイント等について解説する。

6　**④ 事例の内容の妥当性**（原因を取り除く現実的な解決策であるか）

8　**振り返り**（多角的な視点で事例や自己の分析ができているか）

必須領域 **J**

評 価 表

大変よい … **3**点　　よい … **2**点　　普通 … **1**点　　不十分 … **0**点

		［評価項目］	［点数］	
書き方	1 記述量	● 少なすぎたり、多すぎたりしないか。	3	
	2 文体	● 誤字、脱字はないか。 ● 適切に句読点が使われているか。 ● 表記や文体に統一性はあるか。	3	
	3 引用	● 文献や資料を十分に調査・収集し、引用元を表記しているか。	2	
	4 カバーレター（領域と表題）	● 選択した領域は内容に合っているか。 ● 内容を端的に表した表題であるか。	3	
	5 論理的整合性	● 全体の論旨が通っているか。 ① 伝えたいことは明確か。 ② 論旨がぶれずに展開されているか。 ③ 図やグラフを使うなど見やすさの工夫はあるか。 ④ わかりやすい表現か、簡潔な文章か。	2	
内容	6 事例の内容の妥当性	● 総合的に妥当な内容が記述されているか、理論の援用が妥当か。 ① 現状から必要な情報が得られているか。 ② 判断や評価のエビデンスはあるか。 ③ 原因の妥当性はあるか。 ④ 原因を取り除く現実的な解決策であるか。	2	解説 ➡ P157
	7 事例の多面的な記述	● 独断や知識不足による飛躍や見落としはないか。	3	
	8 振り返り	● 多角的な視点で事例や自己の分析ができているか。 ● 今後の課題が具体的に提示されているか。	2	解説 ➡ P159
合計点数			**20点**	

必須領域 J	修正中			

ポートフォリオ事例報告書（認定薬剤師・更新用）

氏　　名	○○　○○		認定薬剤師番号	第XXXXXXX号
事例時期	2017年1月XX日　〜　2018年7月XX日（終了・継続）			
領　　域	J：地域連携・チーム医療		事例発生場所	薬局・病院・在宅・その他
表　　題	最期まで在宅での生活を望む、97歳の独居女性を支えるチーム医療			

1. その事例を選んだ理由

　高齢化社会を迎え、自宅での療養を望む高齢者が増えているにもかかわらず、一般には在宅医療などを支える資源が十分整っているわけではなく、最期は病院で迎えるという例が多いのが現状であろう。自宅での療養生活を継続するためには、本人の意志とともに、周りで支える介護・医療側の備えが必要になってくる[1]。

　今回、高齢の独居女性に対して、介護支援専門員（以下「ケアマネ」という）介入のもと、訪問診療、訪問介護、薬剤師による居宅療養管理指導が導入され、成年後見人も加わって、本人の「自宅で最期まで」という希望をチームで支える事例に参加した。この多職種連携の中での薬剤師の役割を検討したので報告する。

2. 実践した具体的内容

【症例】97歳、女性

【現病歴】高血圧、逆流性食道炎、慢性胃炎、睡眠障害、変形性膝関節症

【生活歴】喫煙なし、飲酒なし、アレルギーなし

　30年以上前に夫は他界、子供はなく、兄弟も他界しており、近い身内はなく集合住宅で独居。数年前より膝関節症で外出できなくなり、訪問診療のほか、介護保険の各種サービスを利用。

【内服薬】ニフェジピンCR 10mg錠、オルメサルタン・アゼルニジピン配合錠HD、ランソプラゾールカプセル15mg、モサプリド5mg錠、エチゾラム0.5mg錠、セレコキシブ100mg錠（以上各1錠、朝食後）、ニトラゼパム5mg錠（1錠、寝る前）

【連携エピソードの経過】

　＃2017年1月　朝から眩暈の訴えあり、食欲なく、朝食は通常の半分（ヘルパーから聞き取り）。10時頃、薬カレンダーに1週間の薬をセットするために薬剤師が訪問。血圧を測ると214/108mmHgと、通常よりかなり高かったので、「朝食後に飲んだ降圧剤が効いてくるまで、横になって休んで」と言って医師へ報告した。医師は、訪問看護師に緊急時訪問の指示を出し、2〜3時間後に看護師が訪問したところ、血圧はほぼ通常に戻っており、会話も普通にできるようになったとのこと。夕方訪問のヘルパーにも体調確認を依頼し、食欲回復を確認。医師・看護師・薬剤師・ヘルパーの連携

◀ 6-④a

続く➡

┃ ポートフォリオ改善の焦点と解説

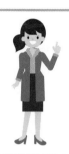

POINT

- ● 実践内容は、簡潔に読みやすく記述しよう

- ● 問題解決のための事例分析は、具体的に記述しよう

- ● 最後にもう一度振り返り、新たな課題を提示しよう

---

6 ④ **事例の内容の妥当性**（原因を取り除く現実的な解決策であるか）

☑ **実践内容を簡潔に読みやすくするポイント**
1. ビジュアルな表現、記述の工夫をする
2. 多職種協業では主語を明確にする

実践内容は、簡潔に読みやすく記述しよう。

◀6-④a	「2. 実践した具体的な内容」については、日時の見出しとともに時系列に記述されているのはよいが、適宜、改行を行い、場合によっては箇条書きにするなどの修正・改善をした方がわかりやすくなる場合もある。必要に応じて、図表や矢印などビジュアルな表現を積極的に取り入れるとよいだろう。
◀6-④b	地域連携におけるチーム医療では、多職種が関わることが多く、誰が誰に対して何をしたかをはっきりさせることが必要である。そのため実践者はだれかという主語をしっかりとしたうえで具体的な実践内容を記述する。

Before-02

続き➡

で情報・状況を共有できた。その後、血圧＞160mmHgの時は医師の指示で硝酸イソソルビドテープを貼付することとなった（年2回の使用歴で大事には至っていない）。

#2018年1月 担当者会議。本人は施設入所や入院を望まず、最期まで自宅で過ごしたいと希望。

ケアマネ、医師、看護師、薬剤師、ヘルパー責任者、後見人で希望を確認、急変時には救急車を呼ばずにまず訪問看護師を呼び、その後状況により医師を呼ぶことを確認した。

#2018年5月 涙目がひどいので経過観察するよう看護師から電話が入る。その翌日の定期訪問時に鼻水・微熱を確認。ただし、食欲はあり。しかし、翌々日には咳・食欲低下が出てきたため（ヘルパー確認）、看護師と協議して医師へ連絡・相談し、受診勧奨。誤嚥性肺炎の可能性との診断で、抗生剤などが処方される。この臨時処方薬については、薬剤師から後見人とヘルパーに服用確認を依頼。3、4日後に食欲回復、体調も戻った。 ◀6-④ b

以上3つのエピソードに示したように、多職種間の連携により、安易に病院への救急搬送をすることなく、在宅で患者の生活・体調が支えられていることを実感できた。

3. プライマリ・ケアに関する考察

8-a ▶ 日頃から、地域での多職種連携の下地作りを心がけていたため、地域で活動しているケアマネや看護師、ヘルパーと遠慮なく連絡を取りあえることができ、患者の小さな変化も早めに察知し、対応できることを実感できた。

8-b ▶ 今回の例から、薬剤師は薬を介して、医療と生活を、医療職と介護職を結び付けることができる職能として、チーム医療の中で活躍できることを実感できた。状況によっては医師の判断や指示を的確に仰ぎ、時には自信を持って気付いたことを声に出して介護職を含む他職種に繋ぎ、連携・協議することが重要だと感じた。

自宅で最期まで暮らしたいと願う、慢性疾患を持った独居高齢者はこれから益々増えていくと思われる。医療・介護の訪問サービスを使いながら独居生活を営む高齢者にとって、薬物治療は非常に重要である。また、食事・排泄・睡眠・体の運動機能維持など生活上の課題を抱える高齢者にとっては、介護的な面からの支援も同様に重要であり、両者を結びつけることでチームに大きく貢

8-c ▶ 献できると考えられた。今後の課題としては、医療チーム内の特に医師に対する遠慮が大きいこと、その点をどうするかであると思う。

参考文献
1) 和田忠志・川添哲嗣監修「在宅薬剤管理入門」（2014年9月、南山堂）
2) 平成25年度厚生労働科学研究費補助金 薬剤師が担うチーム医療の調査とアウトカムの評価研究「薬局の求められる機能とあるべき姿」

8 振り返り（多角的な視点で事例や自己の分析ができているか）

☑ **問題解決の具体的な方法を整理するメリット**
1. 結果に結び付いた行動が確認でき明確化できる
2. 同様の事例経験時の対応力につながる

問題解決のための事例分析は、具体的に記述しよう。

◀8-a	「3. プライマリ・ケアに関する考察」の冒頭に、「日頃から、地域での多職種連携の下地作りを心がけていたため、地域で活動しているケアマネや看護師、ヘルパーと遠慮なく連絡を取りあえることができ（後略）」とあるが、「下地作り」とはどのようなことをしたのか、具体的な記述がない。ここで具体的な連携の仕組みなどを記述すると、多職種連携における薬剤師の役割を明確に表現できる。
◀8-b	続いて「今回の例から、薬剤師は薬を介して、医療と生活を、医療職と介護職を結び付けることができる職能として、チーム医療の中で活躍できることを実感できた」とあるが、ここも同様に具体性に欠ける。チーム医療での活躍を実感できたのは、どのような行動だったのかを具体的に挙げることは、自己の評価を確認し、次の成長につなげる意味でも有益である。全体的に具体性のある記述へと改善する必要がある。

最後にもう一度振り返り、新たな課題を提示しよう。

問題解決のための事例分析は、具体的に記述する——これにより、事例への省察が深まり、自己評価と共に課題が浮き彫りになってくる。本来ポートフォリオで要求されていることは、事例を元に今後自らの行動をどのように改善できるかについての考察を記述することである。さらに振り返り（省察）をすることで得られた自らの変化を自分自身の成長と捉え、経験したこと、学んだことから、今後の課題を見出し、それらを記述することである。

☑ **再度の省察、振り返りのメリット**
1. 事例を通して自己の成長と課題を確認できる
2. 新たな課題をみつけ、明確に意識化できる

◀8-c	報告者は、「今後の課題としては、医療チーム内の特に医師に対する遠慮が大きいこと、そこをどうするかである」として報告を終えている。しかし、そこを再度省察することにより課題を明確にし、それに対して取り組むべきこと、対策等を具体的に考え、示すことで、今後の自己の成長に繋げることができるようになる。 このような、最後の振り返りによる自己評価と、新たな課題の発見・提示こそが、専門職としての成長につながるポートフォリオの神髄といえるだろう。

修正後

ポートフォリオ事例報告書（認定薬剤師・更新用）

氏　　名	○○　○○		認定薬剤師番号	第XXXXXXX号
事例時期	2017年1月XX日　〜　2018年7月XX日（終了・継続）			
領　　域	J：地域連携・チーム医療		事例発生場所	薬局・病院・在宅・その他
表　　題	最期まで在宅での生活を望む、97歳の独居女性を支えるチーム医療			

1. その事例を選んだ理由

　高齢化社会を迎え、自宅での療養を望む高齢者が増えているにもかかわらず、一般には在宅医療などを支える資源が十分整っているわけではなく、最期は病院で迎えるという例が多いのが現状であろう。自宅での療養生活を継続するためには、本人の意志とともに、周りで支える介護・医療側の備えが必要になってくる[1]。

　今回、高齢の独居女性に対して、介護支援専門員（以下「ケアマネ」という）介入のもと、訪問診療、訪問介護、薬剤師による居宅療養管理指導が導入され、成年後見人も加わって、本人の「自宅で最期まで」という希望をチームで支える事例に参加した。この多職種連携の中での薬剤師の役割を検討したので報告する。

2. 実践した具体的内容

【症例】97歳、女性
【現病歴】高血圧、逆流性食道炎、慢性胃炎、睡眠障害、変形性膝関節症
【生活歴】喫煙なし、飲酒なし、アレルギーなし

　30年以上前に夫は他界、子供はなく、兄弟も他界しており、近い身内はなく集合住宅で独居。数年前より膝関節症で外出できなくなり、訪問診療のほか、介護保険の各種サービスを利用。
【内服薬】ニフェジピンCR 10mg錠、オルメサルタン・アゼルニジピン配合錠HD、ランソプラゾールカプセル15mg、モサプリド5mg錠、エチゾラム0.5mg錠、セレコキシブ100mg錠（以上各1錠、朝食後）、ニトラゼパム5mg錠（1錠、寝る前）
【連携エピソードの経過】

　#2017年1月　朝から眩暈の訴えあり、食欲なく、朝食は通常の半分（ヘルパーから聞き取り）。10時頃、薬カレンダーに1週間の薬をセットするために薬剤師が訪問。血圧を測ると214/108mmHgと、通常よりかなり高かったので、「朝食後に飲んだ降圧剤が効いてくるまで、横になって休んで」と言って医師へ報告した。

　医師は、訪問看護師に緊急時訪問の指示を出し、2〜3時間後に看護師が訪問したところ、血圧はほぼ通常に戻っており、会話も普通にできるようになったとのこと。

続く➡

修正後

続き➡

夕方訪問のヘルパーにも体調確認を薬剤師が依頼し、食欲回復を確認した。

医師・看護師・薬剤師・ヘルパーの連携で情報・状況を共有できた。その後、血圧＞160mm Hgの時は医師の指示で硝酸イソソルビドテープを貼付することとなった（年2回の使用歴で大事には至っていない）。

＃2017年1月　担当者会議。本人は施設入所や入院を望まず、最期まで自宅で過ごしたいと希望。

ケアマネ、医師、看護師、薬剤師、ヘルパー責任者、後見人で希望を確認、急変時には救急車を呼ばずにまず訪問看護師を呼び、その後状況により医師を呼ぶことを確認した。

＃2018年5月　看護師より涙目がひどいので経過観察するよう、薬局（翌日訪問予定）に電話あり。

その翌日の薬剤師定期訪問時に鼻水・微熱を確認。ただし、食欲はあり。

しかし、その次の日にはヘルパーが咳と食欲低下を確認。連絡を受けた看護師が薬剤師と協議して医師へ連絡・相談。本人に受診勧奨を行う。

受診の結果、誤嚥性肺炎の可能性との診断で、抗生剤などが処方される。この臨時処方薬については、薬剤師から後見人とヘルパーに服用確認を依頼。3、4日後に食欲回復、体調も戻った。

3. プライマリ・ケアに関する考察

日頃から、地域での多職種連携の下地づくりを心がけていたため、地域で活動しているケアマネや看護師、ヘルパーと遠慮なく連絡を取りあえることができ、患者の小さな変化も早めに察知し、対応できることを実感できた。下地作りとは以下のような実践である。

● 地元で開催される多職種の会に積極的に参加する。

● 医師への居宅療養管理指導報告書のコピーを、ケアマネだけでなく訪問看護師にも送る。

● 看護師やヘルパーが訪問している時間に少し重なるように訪問する（毎回の必要はない）。

● サービス担当者会議には必ず出席する（ケアマネと面識を持ち、会議に召集してもらう）。

● 患者の連絡ノートや、ネット連携ツールには薬の配薬状況や気付いたことを必ず書き込む。

● 疑問に思った点や確認した方が良いと思った時には、担当職種に直接電話で連絡をとる。

今回、薬剤師として在宅訪問を行う中で、患者の血圧上昇や鼻水、微熱、食欲低下を確認し、これらの情報を医師、看護師、ヘルパーと共有し、対応することで、患者の在宅での療養を支えることができた。薬剤師は薬を介して医療と生活を、医療職と介護職を結び付けることができる職能として、チーム医療の中で活躍できることを実感できた。また、状況によっては医師の判断や指示を的確に仰ぎ、時には自信を持って気付いたことを声に出して介護職を含む他職種に繋ぎ、連携・協議することが重要だと感じた。

自宅で最期まで暮らしたいと願う、慢性疾患を持った独居高齢者はこれから益々増えていくと思

続く➡

必須領域
J

修正後

続き➡

われる。医療・介護の訪問サービスを使いながら、独居生活を維持している高齢患者にとって薬物治療は非常に重要であり、また食事・排泄・睡眠・体の運動機能維持など生活上の課題を抱える高齢患者にとっては介護的な側面からの支援も非常に重要である。両者を一体化したチームとして患者を診ていくことが必要であると感じる。

　今後の課題としては、医療チーム内の特に医師に対する遠慮が大きいこと、その点をどうするかであると思う。そこで、まず医師との連携をスムーズにするために、以下のような取り組みを実践してみようと考えている。

● 許される範囲で診療同行させてもらう（特に初回）。

● 服薬状況を確認し、残薬調整が必要な場合は、医師の処方前に報告・調整依頼する。

● 医療や介護の ICT 連携ツールを活用し[2]、負担なく情報のやり取りができるように工夫する。

参考文献
1) 和田忠志・川添哲嗣監修「在宅薬剤管理入門」（2014年9月、南山堂）
2)「健康・医療・介護分野におけるICT化の推進について」等の掲載について　厚生労働省2014.3.31
　　https://www.mhlw.go.jp/stf/seisakunitsuite/bunya/0000042500.html　（2019.6.3アクセス）

コ ラ ム

在宅医療における薬剤師の役割

　在宅医療の現場では、患者を中心に、訪問診療医、訪問看護師、介護支援専門員（ケアマネジャー）、介護福祉士など様々な職種が連携して、チームとして患者を支えることになる。薬剤師もこのチームの一員であり、薬の専門職として他職種と連携する能力が必須となる。また、薬の専門知識だけではなく、患者の「生活の中での病気・薬」という視点を持ち、患者とコミュニケーションをとる能力も必要とされる。

　さらに、訪問看護師と共働し、医師と介護職とを結ぶ橋渡し的な役割も求められる（図）。場合によっては介護職から得た生活情報を踏まえ、処方医に疑義照会するなど、薬を介して、より緊密に医療と介護とをつなぐ役割を担っていると言える。

（鈴木 邦子）

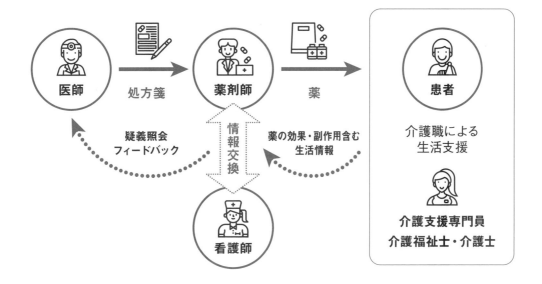

医師と介護職の橋渡し的な役割を担う

用 語 解 説

成年後見制度^{注)}

　成人であっても、認知症や知的障害、精神障害などにより判断能力が不十分な人は、財産管理や契約などを自ら行うことが難しい場合がある。このような人を保護し、支援する制度が成年後見制度である。大きく分けて法定後見制度と任意後見制度からなる。ちなみに、親権者の死亡などにより親権者が不在となった未成年者を法律的に保護し、支えるための同様の制度が未成年後見制度である。

法定後見制度	任意後見制度
判断能力が衰えた後に身内などが家庭裁判所に申し立て利用する。後見、保佐、補助の3種類あり。	判断能力が衰える前に自分が選んで契約して利用する

　法定後見制度は、対象になる方の判断能力の程度などにより「後見」「保佐」「補助」に分かれる。後見の申立てができるのは、本人、配偶者、四親等以内の親族などと市町村長で、家庭裁判所が本人のために、成年後見人・保佐人・補助人を選任する。

	後見	保佐	補助
対象	判断能力が欠けているのが通常状態の人	判断能力が著しく不十分な人	判断能力が不十分な人
代理権の範囲	財産に関するすべての法律行為	申立ての範囲内で、家庭裁判所が定める「特定の法律行為」(本人の同意が必要)	
取り消しが可能な行為	日常生活に関する行為以外の行為	借金、訴訟行為、相続新築・改築・増築など他に家裁の審判による	借金、訴訟行為、相続新築・改築・増築など

（鈴木 邦子）

注) 法務省HP「成年後見制度」より一部抜粋・改編
http://www.moj.go.jp/MINJI/minji17.html#a1　(2019.6.5アクセス)

第4章

ポートフォリオを活用した
教育的アプローチ

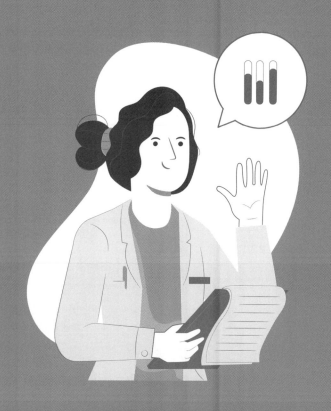

ポートフォリオを活用した教育的アプローチ

吉山 友二

はじめに

薬剤師によるプライマリ・ケア実践のチャンスが今、訪れている[1]。本章では、ポートフォリオを活用したプライマリ・ケア実践のための教育的アプローチの必要性を考えてみたい。

プライマリ・ケアの実践を支える薬剤師使命の3本柱は、**図1**にあるように臨床実務、教育および研究である。FIP（国際薬剤師・薬学連合）では、それぞれの国・地域において求められる医療ニーズを正確に評価して、そのニーズに応えるサービス内容を特定するように提言している[2]。プライマリ・ケアに求められるニーズは、複雑な問題への対応をはじめとする様々な要求であることから、プライマリ・ケアを実践するためには、単に知識を有することではなく、複雑な問題解決能力（コンピテンシー）が求められる。また、プライマリ・ケアは実践を通じた学びの連続でもあり、そうした多様なサービスを提供する実践の中でコンピテンシーを身につけられるような教育を構築することが求められる。

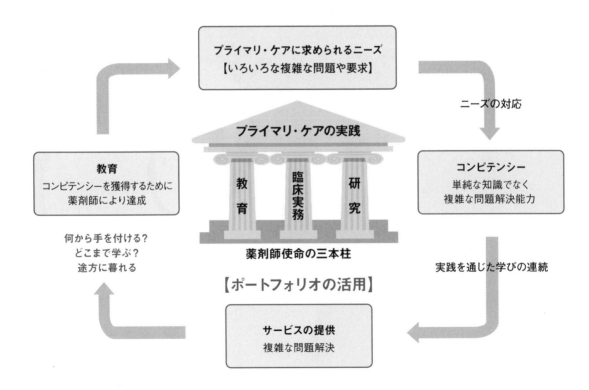

図1　ポートフォリオを活用した教育的アプローチの必要性

しかし、複雑な問題に立ち向かうためにといっても、何から手をつければいいか、どこまで学べばいいか、途方に暮れることも少なくないだろう。日本プライマリ・ケア連合学会理事長の草場鉄周先生は、プライマリ・ケアの実践に求められるのは「単純な知識ではなく複雑な問題解決能力」であり、「こうした能力の評価にもポートフォリオは最適」であるとしている[3]。薬剤師使命の3本柱である臨床実務、教育および研究にもポートフォリオを活用し、プライマリ・ケア薬剤師としての腕を磨きたい。

1. プライマリ・ケアの実践と薬剤師教育

薬剤師がプライマリ・ケア領域において活動する時は、幅の広い、そして決して浅くない知識と能力が必要となることは間違いない[1]。しかし、成人や小児、慢性疾患や救急医療などに関する知識を有しているというだけでは、プライマリ・ケアの実践は簡単ではない。まさに複雑な関係にある多様な問題を有機的に捉え、解決につなげる能力が求められるのである。

では、単にそうした知識や能力を教育すれば、プライマリ・ケアを実践できる薬剤師が育つのであろうか?

一般的には、教育によって薬剤師の臨床実務が改善されると勘違いされている。しかし、実際のところ、臨床実務を改善できるのは、地域のプライマリ・ケアを担っている薬剤師本人である。言い換えれば、薬剤師自身が、臨床で直面する様々な解決困難な問題を見出し、自分でその問題を解決していこうとすることで、臨床実務を改善できるのである。そして、そのことが有用な薬剤師の能力あるいは役割の構築につながる。

したがって、プライマリ・ケア領域における「教育の役目」とは、薬剤師が築き上げる臨床実務の成果（知識や技能）を後輩薬剤師につないでいくことにある。先輩薬剤師は、後輩薬剤師がそういう知識や技能を身に付けることができるようにするためのサポート役をする必要がある。プライマリ・ケアの実践が、薬剤師（教育）を変えていくのである。そして、よき薬剤師教育こそが、地域におけるプライマリ・ケア実践のサポーターである。

2. 薬剤師の使命とポートフォリオ

高度な医療に対応できる高い資質を持つ薬剤師という時代の要請に対応して、学校教育法、薬剤師法が改正され、2006年度から薬剤師育成を目的とした薬学教育が4年制課程から6年制課程へとダイナミックに変革された。その際、薬学教育の基本となる「薬学教育モデル・コアカリキュラム」（コアカリ）が定められたが、コアカリはその後の状況を踏まえ、2013年12月に6年制学部・学科に特化した内容に改められた（改訂コアカリ）。

改訂コアカリでは、医療全体を取り巻く情勢の変化等を踏まえ、医療人である「薬剤師として求められる基本的な資質」として、①薬剤師としての心構え、②患者・生活者本位の視点、③コミュニケーション能力、④チーム医療への参画、⑤基礎的な科学力、⑥薬物療法における実践的能力、⑦地域の保健・医療における実践的能力、⑧研究能力、⑨自己研鑽、⑩教育能力——の10の視点を明確に設定した。現

在、その「基本的な資質」を前提にした教育が進められている。また、この改訂コアカリではA〜Gに分類された内容のうち「F薬学臨床」の中に「プライマリ・ケア、セルフメディケーションの実践」が盛り込まれた。現在の医療システムの中でのプライマリ・ケアの重要性が明確に示されたということで、この意義は大きい[5]。

さて、薬剤師として求められる「基本的な資質」とは、いわば薬剤師使命の3本柱（臨床実務、教育および研究）であり、ポートフォリオの活用は、本来的な臨床実務の改善のみならず、薬学生に対する教育的アプローチにも有用であることを強調したい。

なお、薬学教育制度改革の論議を踏まえ、日本学術会議「薬学委員会チーム医療における薬剤師の職能とキャリアパス分科会」は、2014年1月に「薬剤師の職能将来像と社会貢献」と題する提言を公表している[4]。その後の各種提言等をみても、今まさに、薬剤師の果たすべき役割も大きく姿を変えようとしている。

3. プライマリ・ケアに必要なコンピテンシーとは？

それぞれの地域における医療の中で、薬剤師に求められる能力は必ずしも同じというわけではない。FIPでは、それぞれの国・地域において求められる医療ニーズを正確に評価して、ニーズに応えるサービス内容を特定するように提言している[2]。

プライマリ・ケアの場で薬剤師が活躍するためには、そうしたニーズに対してプライマリ・ケアの知識、技術、態度をもってサービスを提供することが欠かせない。このような形でサービスを提供することができる能力をコンピテンシーという。図2に示したように、複雑な問題やいろいろな要求からなるニーズの歯車と、複雑な問題解決能力であるコンピテンシーの歯車、そしてそれらに対応するサービス提供の歯車という、複雑多様な歯車がかみ合うことにより、「プライマリ・ケアの実践」というサービス全体が回るようになる。

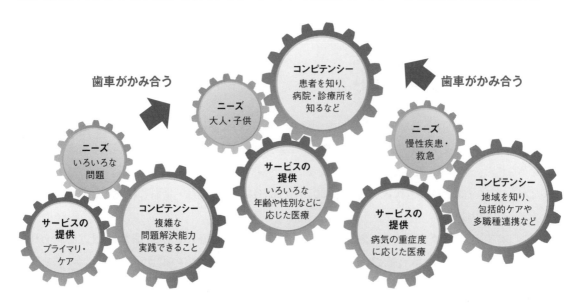

図2　複雑な問題解決能力であるコンピテンシーの歯車がかみ合う

つまり、コンピテンシーとは、複雑な問題解決能力であり、単に知識や技術、態度にとどまらず、状況に応じて取ることのできる行動をも含むものである。したがって、コンピテンシーでは、薬剤師がどのように実践できるかにも焦点を当てて考えることが重要になる。

これまでの薬学教育は、概念的な一般目標（GIO）や具体的な行動目標・到達目標（SBOs）を「積み上げる教育方法」であったが、これからの薬剤師として求められる「基本的な資質」を前提とした薬剤師教育を構築する上では、このコンピテンシーの考え方を理解することが重要になってくる。

4. プライマリ・ケアの実践にはポートフォリオが最適な評価法

プライマリ・ケアを実践する医師は、実践を通じて患者を知り、地域を知り、病院・診療所を知ろうとする。それは、得がたい学びの連続でもある。プライマリ・ケア薬剤師も、プライマリ・ケアを実践する医師と同様に学んでいく必要がある。日本プライマリ・ケア連合学会では、総合診療専門医のコアコンピテンシーとして「家庭医医療全般」「人間中心のケア」「包括的統合アプローチ」「連携重視のマネジメント」「地域志向アプローチ」「公益に資する職業規範」「診療の場の多様性」の6つを掲げ、それぞれに推薦図書を示している[6]。

単純な知識ではなく複雑な問題解決能力を学ぼうとするとき、その入口は広大で、先へと伸びる道は果てしなく続くように見え、何を道標に進んだらよいかがわからないように感じるであろう。繰り返しになるが草場理事長は、こうした問題解決能力の評価にポートフォリオは最適な評価法であると述べている[3]。ポートフォリオを是非活用してプライマリ・ケアの実践に役立てて欲しい。

5. 指導薬剤師としてのポートフォリオを活用した教育的アプローチ

6年制課程の薬学教育の最大の特徴の1つは、「薬学実務実習に関するガイドライン」に基づいた5年次の病院および薬局での実務実習といえる。

従来の4年制課程と違い、6年制課程では長期間の実務実習のなかで、豊富な臨床経験を積むことができることから、学生のなかには薬剤師としてのやりがいが芽生える者もいる。

この実務実習を適切に進めるためには、やはり指導薬剤師の果たす役割は大きいといえる。私は、この指導薬剤師育成において、ポートフォリオを活用することが有用だと考えている（図3）。例えば、指導薬剤師が薬学生に対する教育・指導を実践する際には、先ずはゴールに到達するために学ぶべきニーズに基づいて計画を立てる必要がある。次いで、手段や方法を用意して計画した教育を実行していく必要がある。

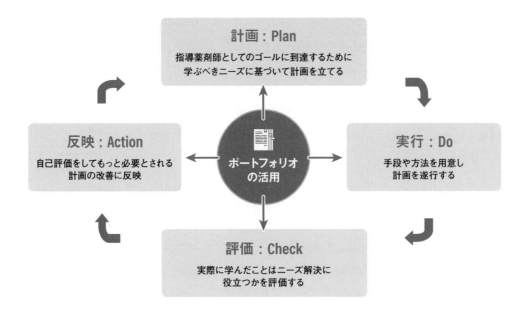

図3　指導薬剤師の育成にポートフォリオを活用する

　大切なことは、実際に学んだことが、教育・指導のニーズ解決に役立つかを評価することである。この自己評価を通して、もっと必要とされる計画の改善に反映させることで、計画、実行、評価、反映という指導薬剤師育成サイクルが展開される。この指導薬剤師育成サイクルを展開する際にも、ポートフォリオで見出した貴重な情報を、中心に据えることが役立つと考えている。

　長期間にわたる病院・薬局実習という新しい薬学教育の息吹が、6年制課程の学生に受け継がれる意義は大きい。本書で詳細に解説されているポートフォリオの報告事例を、薬学生に対する教育・指導という教育的アプローチに活用することは、現場で指導に当たるプライマリ・ケア薬剤師の腕の見せ所でもあろう。

参考文献
1) 吉山友二：大学における薬剤師教育の現況 −プライマリ・ケアとこれからの薬剤師教育について−. プライマリ・ケア 2(1): 58-60, 2017.
2) 山村重雄：FIP の考える薬学教育. 薬剤学 75 (2), 84-87, 2015.
3) 草場鉄周監修　総合診療専門医ポートフォリオ実践集. 東京 南山堂, 2018.
4) 日本学術会議 薬学委員会 チーム医療における薬剤師の職能とキャリアパス分科会：提言　薬剤師の職能将来像と社会貢献, 2014.
   http://www.scj.go.jp/ja/info/kohyo/pdf/kohyo-22-t184-1.pdf
   （2019 年 5 月 12 日アクセス）
5) 文部科学省. 薬学教育モデル・コアカリキュラム改訂の概要
   https://www.mext.go.jp/component/a_menu/education/detail/__icsFiles/afieldfile/2015/02/12/1355030_04.pdf
   （2019 年 5 月 12 日アクセス）
6) 日本プライマリ・ケア学会：総合診療専門医の6つのコアコンピテンシー推薦図書.
   http://primary-care.or.jp/book/index.html
   （2019 年 5 月 12 日アクセス）

第 **5** 章

医師が期待する薬剤師活動
～ポートフォリオ作成から学ぶこと～

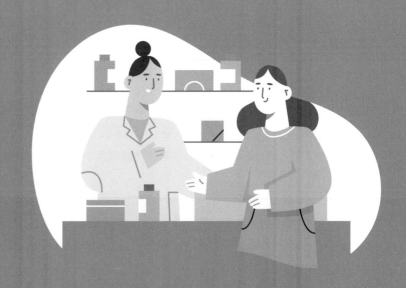

医師が期待する薬剤師活動
～ポートフォリオ作成から学ぶこと～

石橋 幸滋

はじめに

　医学教育におけるポートフォリオは、2000年頃から研修医教育に取り入れられ、大きな成果を上げている。ポートフォリオは、従来の研修医教育に用いられている症例報告とは異なり、研修医の持つ医学知識や対処方法を記録するだけではなく、「学習者の成果や省察の記録、メンター（優れた助言者・指導者）の指導と評価の記録などをファイルなどに蓄積・整理していく」[1]もので、研修医の人間性、態度、コミュニケーション能力などを評価し、その人の持つ情意領域を伸ばしていくために極めて有効な方法である。

　薬剤師教育においてもその有効性は変わらないが、その活用方法は若干違ってくる。研修医教育では、ポートフォリオを作成することによる自己学習とメンターによる指導を通して新たな学びを得るが、薬剤師教育では、ポートフォリオ作成による自己学習と薬剤師メンターによる指導を通して得る学びはもちろんのことであるが、医師がメンターとしてポートフォリオの評価を行うことが極めて重要になってくる。

医師の視点からの薬剤師ポートフォリオ評価

　通常、薬剤師は、医師からの処方箋を受けて調剤を行う。その際に患者の診断名も状態も直接医師から伝えられることなく、処方箋の内容と患者からの情報によって疾患や状態を推測しなければならない。つまり薬剤師のポートフォリオはあくまで推測によって成り立っている部分がある。これが正しかったかどうかも含めて内容の評価を行う場合、医師による評価は必要不可欠である。

　そして、医師からアドバイスを得ることにより、医学知識が増えるのはもちろん、患者の本当の思いが理解できることも少なくない。暗い表情をして医師の処方箋を持ってきた患者の不安、苦しみなどの感情を理解したつもりでも、医師の視点からの評価が加わると、その理解があくまで自分の感情に基づくものであり、患者本人の気持ちとは違っていたり、薬剤師の視点だけでは理解できない患者の思いに気づかされることもある。

　一方で、薬剤師のポートフォリオを評価することで、評価した医師にとっても様々な気づきを得ることができる。ポートフォリオは患者の思いを理解するために有用な手段であると同時に、それを作成した薬剤師の思いを理解することにもつながる。つまり、ポートフォリオは薬剤師と医師の共同学習、そして医薬連携のために極めて有用なツールとなる。

薬剤師がポートフォリオを作成するメリット

薬剤師がポートフォリを作成するメリットを表1にまとめたが、医師としては、特に疾病や薬剤の知識の習得だけでなく、患者の思いを知ることやプライマリ・ケアに必要な在宅医療、地域活動、メンタルケアなど幅広い知識の習得、医師との連携強化などにポートフォリオを生かして欲しいと考えている。今までのような症例報告は、医学知識をまとめることが中心となり、患者の思い、そして患者、家族や介護者の生活などまで目を向けていないことが少なくなかった。

表1　薬剤師がポートフォリオを作成するメリット

1	患者の思い、考え方を知ることができる
2	自分に不足している知識や態度を知ることができる
3	自分が学習した結果や成長を評価できる
4	個人の成長や省察能力、プロフェッショナリズムなど、他の評価ツールでは難しいものを評価できる
5	医学知識だけではなく、自分の仕事や役割を評価できる
6	プライマリ・ケアに必要な在宅医療、地域活動、メンタルケアなど幅広い知識を身につけることができる
7	医師との共同作業により、医師の考えを知ることができ、連携が強化される
8	学習者と薬剤師や医師との対話を通して関係が強化される
9	振り返りを通して自己の成長が望める
10	プロフェッショナリズムの理解が広がる

しかし、ポートフォリオは、課題を設定し、その課題に取り組むことで達成すべき領域の原理・原則を理解し、今後の事例に応用できるようまとめることが求められている。加えてその内容について、自己評価や振り返り、そして自らのNext Stepについても示されていることが必要であり、これにより多くの学びが得られることは間違いない。

そして、このメリットを生かすためには、ポートフォリオを作成する手法と評価方法を知らなければならない。表2[1)2)]にその評価法を挙げたが、評価は作成した薬剤師とメンターとなる薬剤師や医師との共同作業なので、可能であれば医師を交えた検討会を開くべきであろう。たとえ検討会ができなくても、メンターと共に行う「振り返り」は、今まで知らなかったことを学ぶ機会になるだけでなく、今まで培った薬剤師としての知識を変えることにつながり、これによって学習者は学んだことを新たな場面・出来事に遭遇したときに活かすことができると報告されている[3)]。

表2 ポートフォリオ評価法の6原則[1][2]

1	ポートフォリオづくりは、学習者とメンターの共同作業である
2	学習者とメンターが具体的な作品を蓄積する
3	蓄積した作品を一定の系統性に従い、並び替えたり取捨選択したりして整理する
4	ポートフォリオづくりの過程では、ポートフォリオを用いて話し合い、振り返る場（ポートフォリオ検討会）を設定する
5	ポートフォリオ検討会は、学習の始まり、途中、締めくくりの各段階において行う
6	ポートフォリオ評価法は長期的で継続性がある

おわりに

　ポートフォリオは、課題解決能力や論理的思考を養うために適したもので、何を考え、どのようなプロセスで問題解決を図ったかを記録し、その思考過程を他者に示すことができる。これを活用してメンターと共に共同学習することができ、学習者とメンターとの相互理解も進む。また、ポートフォリオは患者の思いや生活を理解することにつながり、薬剤師としての在宅医療や地域活動などに必要な知識を得ることができる。

　そして、一番重要なことは、単に記録を残すのではなく、ポートフォリオによって成長し、それを将来に生かすことである。そのためには報告症例の主治医にメンターになってもらうように働きかけることが極めて重要である。

参考文献
1) 西岡加名恵：教科と総合に活かすポートフォリオ評価法―新たな評価基準の創出に向けて．図書文化社，東京，2003
2) 横林賢一、大西弘高他：ポートフォリオおよびショーケースポートフォリオとは．家庭医療2009；15-2：32-44
3) Bransford J, Brown AL, Cocking RR: How people learn-Brain, mind, experience, and school. National Academy Press, Washington DC, 2000

待望の薬剤師向けポートフォリオ作成ガイド

矢澤 一博

　日本医学会第109分科会日本プライマリ・ケア連合学会（以下「本学会」）は、旧来の日本プライマリ・ケア学会、家庭医療学会、日本総合診療医学会の三学会が合併して作られた。プライマリ・ケアを広くそして深く学べる学会である。本学会のプライマリ・ケア認定医と家庭療法専門医、そして2021年には新たに日本専門医機構による総合医療専門医が誕生し、地域でプライマリ・ケアを提供していくことになる。

　医師や薬剤師、多くのメディカルスタッフで構成される本学会だが、プライマリ・ケア認定薬剤師制度は（旧）日本プライマリ・ケア学会の中で長年検討を重ね創設された。このプライマリ・ケア認定薬剤師制度におけるポートフォリオの活用については家庭医療専門医の養成に用いている「ポートフォリオ」を参考にして採用された経緯がある。また、本学会の関連書籍として既に、プライマリ・ケアの医師向け[1)2)]、看護師向け[3)]のポートフォリオ作成に関する書籍は制作されていたが、待望の薬剤師編が本書となる。

ポートフォリオでキャリア形成

　日本社会においてはこれまでキャリアは所属する会社・組織の主導で作られてきた感が強いが、医療職においては、各自が自らのキャリアに責任を持つべきと言われて久しい。先に述べたように、医師、看護師ではそれぞれにポートフォリオ作成に関する出版物があり、それぞれキャリア形成が実践されている。

　既に述べられているが、プライマリ・ケア認定薬剤師の更新申請の際にはポートフォリオ5編の提出が必要である。毎年数百編が提出される更新時ポートフォリオを担当委員会委員、一部のポートフォリオ発表経験者、外部講師などにより査読、評価され、優良なポートフォリオについては発表の機会が設けられている。その発表会には毎年多数のプライマリ・ケア認定薬剤師が集う。

　その内容、レベルとも、ここ数年で大きな向上を遂げており、日々の薬剤師業務において調剤に限らず広範な薬剤師活動に関するポートフォリオが発表され、参加した薬剤師間で情報共有されている。

　このような積み重ねにより、プライマリ・ケア認定薬剤師においてはモチベーションを維持し、ポートフォリオをキャリア形成に用いる基盤ができてきたと考える。自らの仕事・業績をポートフォリオ形式で蓄積することは、評価者への薬剤師業務の説明に役立ち、自らの業務における問題解決能力、患者対応能力、連携・協働能力、経営能力などを示すことにつながる。

連携・協働にポートフォリオを活用する

　ポートフォリオの実際を学ぶ機会として、プライマリ・ケア認定薬剤師のポートフォリオ研修会とポートフォ

リオ発表会があり、それらに参加することにより学ぶことができる。これ以外にも、各地の学会関連の研修会でも医師をはじめとする多職種のポートフォリオに関する研修会が開催されており、これらの研修会に参加し、地域の多職種との交流を深め、薬剤師ポートフォリオを発表するなどの積極的な交流活動を期待したい。

　急速に進むIT化・AI化による変化も考慮し、処方箋調剤を介した近隣との業務連携はもとより、全国各地で行われる研修会での発表など積極的な活動が、各地域において多職種との交流を生み、お互いの顔の見える関係、相談しやすい関係、信頼される関係の構築につながると考える。

　さて、地域におけるプライマリ・ケア認定薬剤師への期待は高まりつつあるが、かつて、薬剤師認定制度認証機構（CPC）の特定専門領域に「プライマリ・ケア認定薬剤師」を申請する際、当時の内山充代表理事にはプライマリ・ケアへの賛同を含め「薬剤師の本質はジェネラリスト」であるという熱心なご指導を頂戴した。幸いなことに今もCPCホームページhttp://www.cpc-j.org/で内山充先生の「プライマリ・ケア認定薬剤師に期待する」が閲覧できる。（http://www.cpc-j.org/contents/c13/20110530.pdf　2019年5月15日確認）是非、参照いただきたい。

参考文献
1）　日本プライマリ・ケア連合学会編：基本研修ハンドブック改訂2版. 南山堂. 2017.
2）　孫大輔編：総合診療専門医 ポートフォリオ実例集. 南山堂. 2018.
3）　日本プライマリ・ケア連合学会編：プライマリ・ケア看護学基礎編. 南山堂. 2016.
4）　日本プライマリ・ケア連合学会　プライマリ・ケア認定薬剤師制度に係る各種研修会等：
　　　単位取得可能な研修会等：https://www.primary-care.or.jp/nintei/credit.html
　　　研修会開催情報：https://www.primary-care.or.jp/paramedic/nintei_ph.html
5）　木内祐二編：薬剤師の臨床判断. 南山堂. 2015.
6）　前野哲博：症状対応ベスト・プラクティス. 秀潤社. 2015.
7）　日経ドラッグインフォメーション編：次世代薬剤師虎の巻. 日経BP社. 2015.

著者（◎監修者）五十音順

いいおか ともみ
飯岡 緒美 — 東京医療センター臨床疫学センター政策医療企画研究部臨床疫学研究室研究員

いしばし ゆきしげ
石橋 幸滋 — JPCAプライマリ・ケア薬剤師認定制度委員会委員、
石橋クリニック

おしきり やすこ
◎ 押切 康子 — JPCAプライマリ・ケア薬剤師認定制度委員会委員、
御代の台薬局品川二葉店

おみがわ かよこ
◎ 小見川 香代子 — JPCAプライマリ・ケア薬剤師認定制度委員会副委員長、
アップル薬局小岩店

かどした てつや
門下 鉄也 — JPCAプライマリ・ケア薬剤師認定制度委員会副委員長、
あずまみまもり薬局

かわすえ まり
川末 真理 — JPCAプライマリ・ケア薬剤師認定制度委員会協力委員、
ひまわり薬局弘大病院前

さかぐち まゆみ
◎ 坂口 眞弓 — JPCAプライマリ・ケア薬剤師認定制度委員会委員長、
みどり薬局

ささおか ゆうき
笹岡 佑樹 — JPCAプライマリ・ケア薬剤師認定制度委員会協力委員、
札幌渓仁会リハビリテーション病院薬剤科

しばた よしこ
柴田 淑子 — JPCAプライマリ・ケア薬剤師認定制度委員会協力委員、
すず薬局井口店

すずき くにこ
鈴木 邦子 — JPCAプライマリ・ケア薬剤師認定制度委員会委員、
綾部ファーマシー

すずき ひであき
鈴木 秀明 — JPCAプライマリ・ケア薬剤師認定制度委員会委員、
弘法薬局

そん だいすけ
孫 大輔 — 鳥取大学医学部地域医療学講座、日野病院組合日野病院総合診療科

たかはし なおこ
髙橋 直子 — JPCAプライマリ・ケア薬剤師認定制度委員会協力委員、
立命館大学薬学部、（一社）日本アンガーマネジメント協会

たかやま みなこ
高山 美奈子 — JPCAプライマリ・ケア薬剤師認定制度委員会協力委員、
ファーコス薬局東大成

たけうち
竹内 あずさ — JPCAプライマリ・ケア薬剤師認定制度委員会委員、
ベガファーマ株式会社くるみ薬局河内長野店

ながえ ひろこ
長江 弘子 — キョーワ薬局朝日が丘店

に へい だいすけ
二瓶 大輔 — JPCAプライマリ・ケア薬剤師認定制度委員会協力委員、
平塚市民病院薬剤部

ほし りか
星 利佳 — JPCAプライマリ・ケア薬剤師認定制度委員会協力委員、
ほし薬局

やざわ かずひろ
矢澤 一博 — JPCAプライマリ・ケア薬剤師認定制度委員会委員

やなぎ なおき
栁 直樹 — JPCAプライマリ・ケア薬剤師認定制度委員会委員、
ほし薬局

よしやま ゆうじ
吉山 友二 — JPCAプライマリ・ケア薬剤師認定制度委員会委員、
北里大学薬学部保険薬局学教授

超簡単!! ポートフォリオ作成ガイド

～ワンランク"上"の薬剤師を目指して～

2021年1月15日　第1刷発行

監　修	坂口眞弓、押切康子、小見川香代子
著　者	飯岡緒美、石橋幸滋、押切康子、小見川香代子、 門下鉄也、川末真理、坂口眞弓、笹岡佑樹、 柴田淑子、鈴木邦子、鈴木秀明、孫大輔、 髙橋直子、高山美奈子、竹内あずさ、長江弘子、 二瓶大輔、星利佳、矢澤一博、栁直樹、吉山友二
発　行	株式会社薬事日報社 https://www.yakuji.co.jp/ 東京都千代田区神田和泉町1番地 TEL. 03-3862-2141

装丁・本文デザイン	株式会社アプリオリ
印刷・製本	昭和情報プロセス株式会社

ISBN978-4-8408-1542-0　　　　　　　　　　　　Printed in Japan